Leben mit Cannabis

Entspannung, Rausch und Wohlbefinden mit Hanf

Markus Berger

Leben mit Cannabis

Entspannung, Rausch und Wohlbefinden mit Hanf

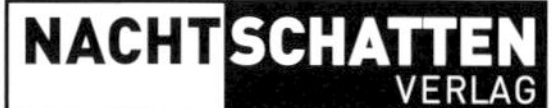

Verlegt durch:

Nachtschatten Verlag AG
Kronengasse 11
CH-4500 Solothurn
Tel: 0041 32 621 89 49
Fax: 0041 32 621 89 47
info@nachtschatten.ch
www.nachtschatten.ch

Korrektorat: Jutta Berger, Inga Streblow
Umschlaggestaltung: Sven Sannwald, Lüterkofen
Lektorat und Layout: Nina Seiler, Zürich
Druck: Druckerei & Verlag Steinmeier, Deiningen

ISBN: 978-3-03788-583-3

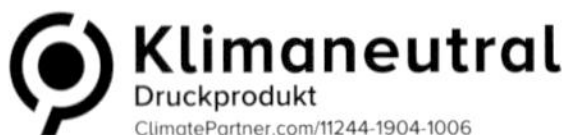

Inhalt

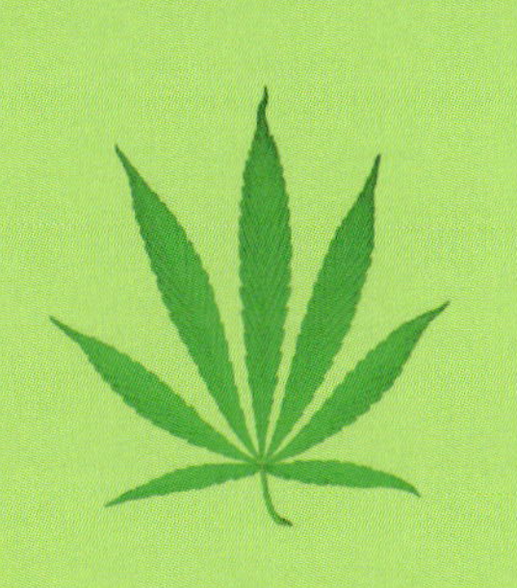

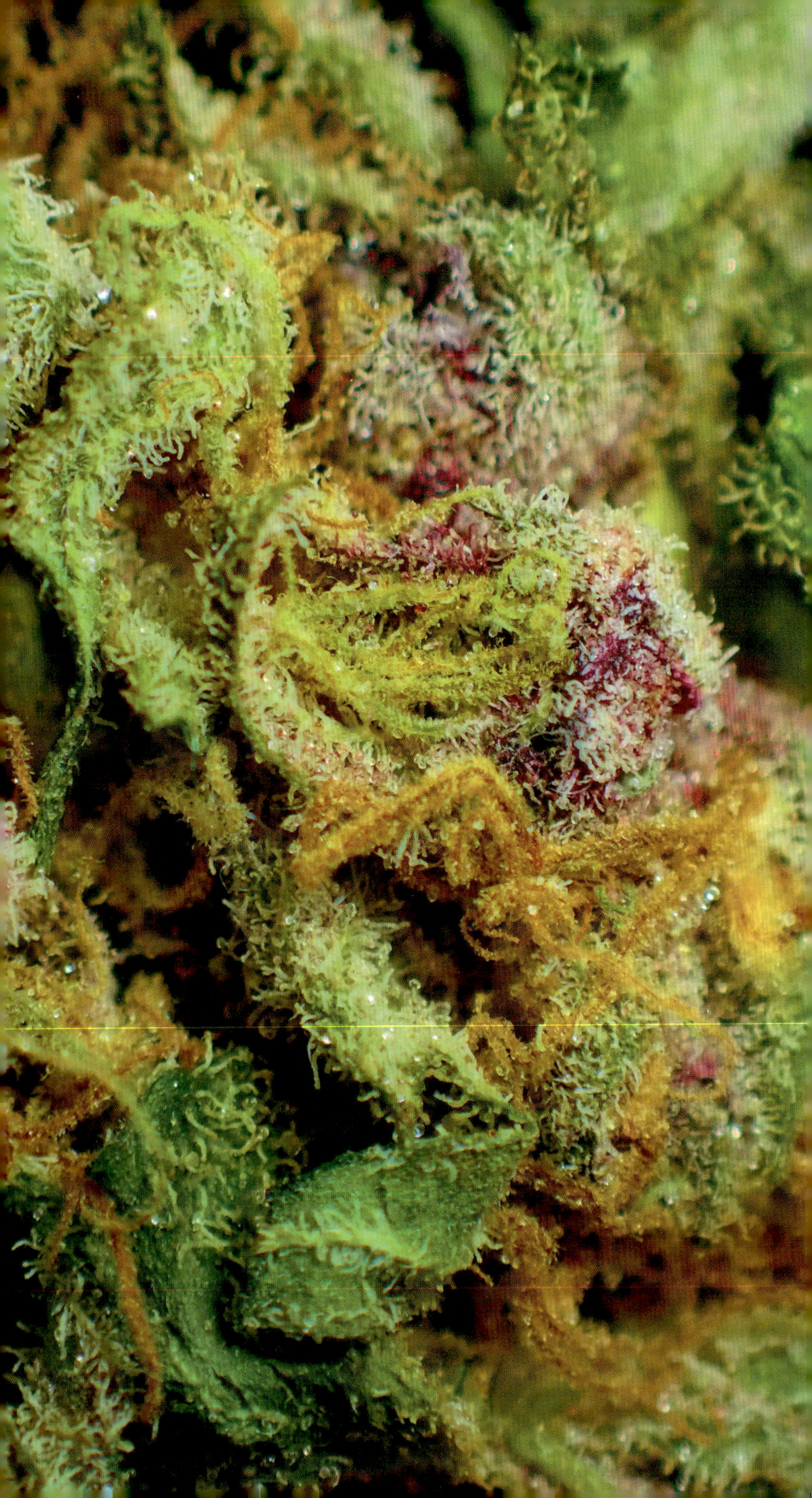

Vorwort

Cannabis ist gesellschaftsfähig geworden. Um es etwas überspitzt (aber nicht etwa realitätsfern) zu formulieren, sind einige derjenigen Leute, die noch vor zwei, drei Jahren die Nase über Cannabisten rümpften und sie als »rauschgiftsüchtige Subjekte« brandmarkten, heute diejenigen, die im Supermarkt, in der Drogerie oder in der Apotheke nicht schnell genug sein können, alles zu kaufen, was ein Hanfblatt ziert. Ob Faserhanf-Tee aus dem Einkaufsladen oder CBD-Salbe aus dem Reformhaus – Hanf boomt und wird plötzlich in der Gesellschaft ganz anders wahrgenommen als bisher. Dies entbehrt nicht einer gewissen Ironie – ich nenne es den Cosmic Joke. Waren die mit dem Hanfblatt auf dem T-Shirt einst die »Underdogs«, die meist gut beraten waren, ihre hanfaffine Mode nicht überall öffentlich zu zeigen (denn das konnte und kann heute noch zu unschönem Kontakt mit den Ordnungshütern führen), tragen heute Kinder, Erwachsene und Senioren Hanfblätter auf Mützen, Jacken und T-Shirts sowie als Duftbäume im Auto.

Derweil legalisiert oder entkriminalisiert ein Land nach dem anderen Cannabis entweder zu therapeutischen Zwecken oder gar vollständig für den rekreativen Gebrauch. Sogar an deutschen Tankstellen können Volljährige heute CBD-Liquide für die E-Zigarette kaufen – in der Schweiz gibt es Hanfzigaretten und CBD-reiche Blüten sogar im Supermarkt, am Kiosk und sonstwo. Kein Tag vergeht, ohne dass die Mainstreammedien irgendeine hanfbezogene Meldung bringen, wobei der Duktus dem Cannabis gegenüber immer positiver wird – und normaler. Genau deshalb ist es Zeit für ein Lifestylebuch zum Thema. Weil die Akzeptanz heute eine ganz andere ist, als die, mit der wir groß geworden sind. *Leben mit Cannabis* beleuchtet möglichst viele Facetten der Cannabiskultur und bietet sowohl dem Neuling auf dem Gebiet wie auch dem erfahrenen Cannabisfreund hilfreiche Unterstützung, sich in die Hanfkunde einzulesen.

Der vorliegende Band über die in den Alltag eingebettete Cannabiskultur und über das Leben mit Cannabis ist gleichermaßen Sammelwerk wie literarische Collage. Die Kapitel und Abschnitte des Buches setzen sich dabei aus Texten zusammen, die im Lauf der letzten Jahre in verstreuten Publikationen, meist in

Hanfperiodika, erschienen sind. Da in dieser schnelllebigen Zeit auch Printprodukte der gelebten Oberflächlichkeit zum Opfer fallen – sprich: Zeitschriftenartikel heute gelesen, morgen vergessen und übermorgen dem Altpapier anvertraut werden – habe ich mich entschieden, die zahlreichen Arbeiten, die ich über die Jahre recherchiert, verfasst und veröffentlicht habe, in einem Sammelband für die künftige Konsultation zu konservieren.

Als Enthusiast und leidenschaftlicher Sammler von Drogenliteratur tut es mir in der Seele weh, wenn literarische Arbeiten nach einmaliger Publikation vergessen werden und anschließend kaum noch greifbar sind. Vor den Zeiten des Internets pflegten viele Autoren noch ausführliche Bibliographien zu den einzelnen Teilgebieten der Psychoaktivakunde zusammenzutragen. Dies ist heute kaum mehr üblich, weil die Anzahl der publizierten Texte nicht mehr zu überschauen ist. So taucht nicht nur ein Cannabismagazin nach dem anderen auf dem internationalen Markt auf, um in vielen Fällen rasch wieder zu verschwinden, es springen überdies alle möglichen Verlage auf den Hanfzug auf und bedenken den (dennoch stagnierenden) Büchermarkt nahezu im Wochentakt mit neuen Bänden zum Thema. Die Möglichkeit, über Book-on-demand-Druck und kapitalistische Raubritter wie Amazon Bücher im Selbstverlag schnell und kostengünstig herauszubringen, wird ebenfalls immer mehr genutzt. Das macht es gerade dem Einsteiger schwer, einen Überblick über die Hanfliteratur zu gewinnen oder zu behalten. Denn bei selbstorganisierten Publikationen fehlt schlichtweg die prüfende Instanz, die Inhalt und Orthografie auf ihre Richtigkeit hin verifiziert. Das hat zur Folge, dass es immer mehr Veröffentlichungen gibt, deren Erwerb sich nicht lohnt, weil die darin präsentierten Inhalte nicht von Fachleuten stammen und im schlimmsten Fall einfach aus dem Internet zusammenkopiert wurden.

Wie dem auch sei, wir stehen kurz davor, mit Cannabis endlich wieder normal umgehen zu können und das gesamte damit verbundene Themengebiet aus der Schmuddelecke herauszuholen. Jede ernstzunehmende Publikation zum Thema fördert diese Entwicklung. Möge diese kleine Schrift dazu beitragen, das Schreckgespenst Cannabis zu entmystifizieren, um damit der fehlgeleiteten wie auch komplett gescheiterten Drogenpolitik auf Dauer das Fundament zu entziehen. Wir sind auf dem richtigen Weg.

Markus Berger, Felsberg, im Frühling 2019

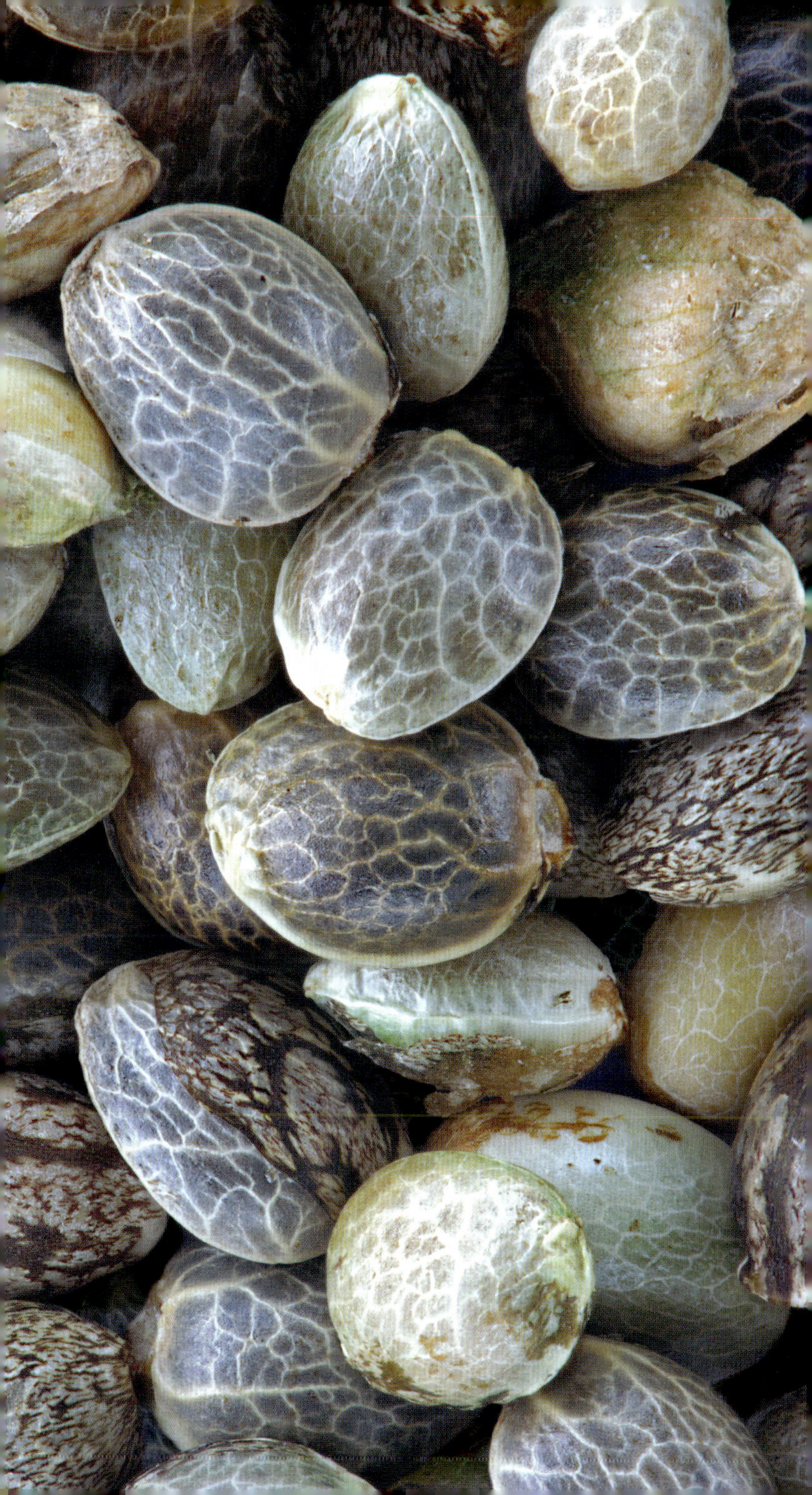

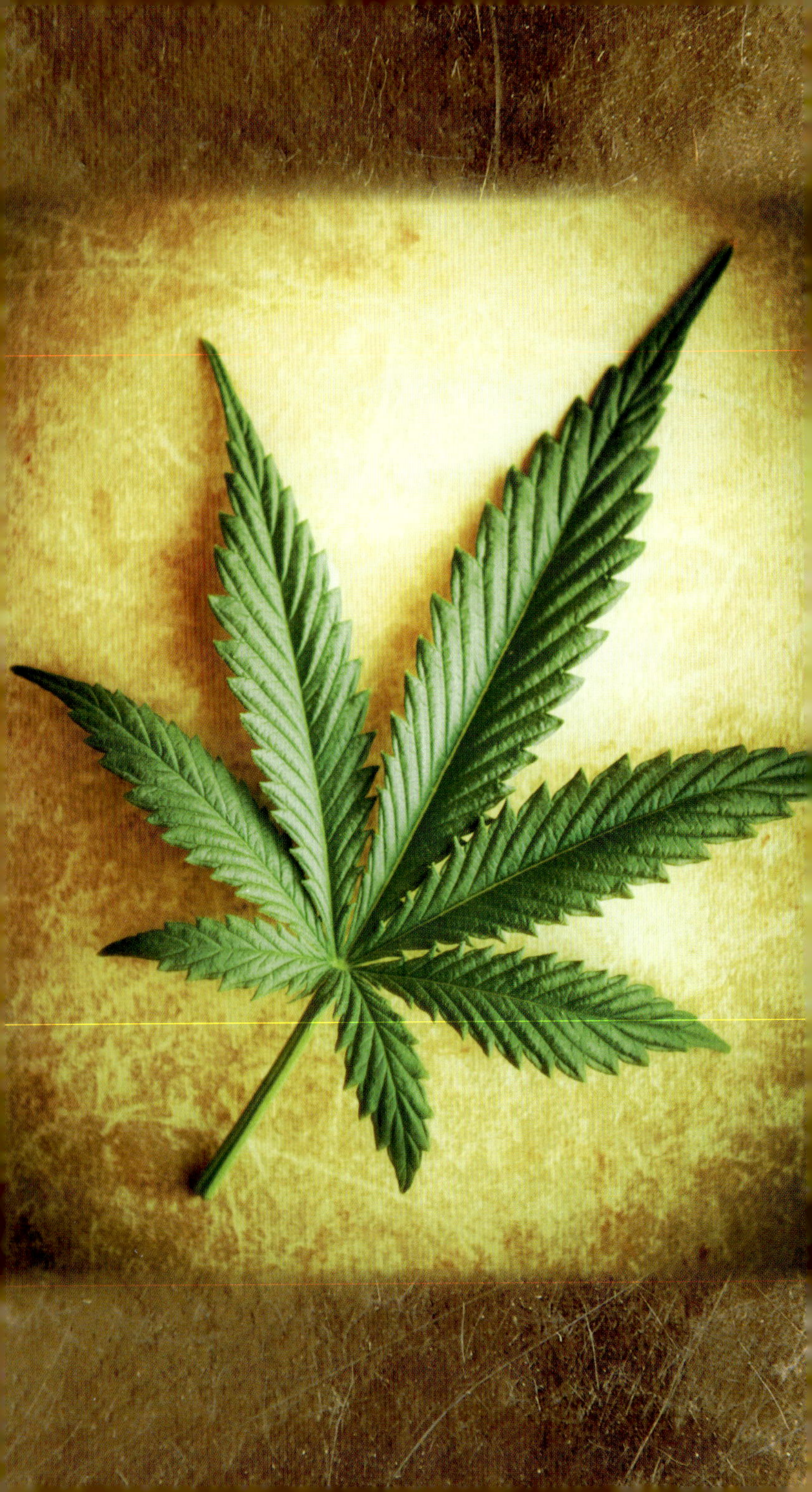

Einführung

The Return of Cannabis: Vom Wandel innerhalb der weltweiten Cannabiskultur

Cannabis ist eines der vielseitigsten Gewächse, die wir kennen. Aus dieser Pflanze lassen sich unfassbar viele nützliche Produkte für unser aller Leben gewinnen, die auch noch hundertprozentig umweltfreundlich sind: Medizin, Papier, Seile und Stoffe, Öle, Lebensmittel, Hygieneartikel, Tierfutter, Baustoffe und vieles andere mehr. Nicht umsonst gilt der Hanf als Nutz-, Heil-, Futter-, Rausch- und Ritualpflanze.

Cannabis ist Kulturgut. Deshalb ist es alles andere als verwunderlich, dass sich um diese zauberhafte Pflanze eine eigene kulturelle Bewegung entsponnen hat, die weltweit etabliert ist und heute immer mehr an gesellschaftlicher Akzeptanz hinzugewinnt. Denn Cannabis kommt allmählich (und immer schneller) wieder im Mainstream der Gesellschaft an.

Auch ehemaligen Gegnern wird nun klar, welchen Einfluss die Cannabispflanze auf unsere Kultur hat. Immerhin ist sie ein kultureller Schrittmacher wie kaum ein anderer Vertreter der Botanik. Kaum ein anderer? Nicht ganz: Es gibt ja zahlreiche Gewächse, die im menschlichen Leben nicht mehr wegzudenken wären: All die Zierpflanzen, die wir im Garten pflegen und hegen, die wertvollen Lieferanten von Nahrung, die täglich auf unseren Tellern landet, die lebenserhaltenden Medizinalpflanzen oder Gewächse wie Rosen, Orchideen und Kakteen, die eine weltumspannende Gemeinde von Liebhabern um sich scharen: Sie alle sind Teil unserer Kultur, Teil unseres Lebens und schließlich als pflanzliche Organismen sogar überhaupt dafür verantwortlich, dass wir als menschliche Spezies mehr oder weniger erfolgreich diesen Planeten bevölkern können. Von daher sind alle in die Kultur eingebetteten Gewächse gleich essenziell für uns. Keine ist überflüssig, jede findet ihren Platz im passenden gesellschaftlichen Kontext. Dass aber die Fans einer bestimmten Pflanzenart sich in entsprechende Kleider hüllen, explizite Musik hören und eine ganze Kultur aus der Nutzbarkeit eines Gewächses entwickeln – das ist doch eher ungewöhnlich. Nur nicht beim Cannabis: Hier ist die Existenz einer »Bewegung«, einer »Szene«, etwas ganz Normales.

Der wahre Kult um die Pflanze mit den charakteristisch gezahnten Blättern begann mit der Hippie-Bewegung gegen Ende der 60er Jahre. Seitdem hat sich aus dem Kult eine echte Kultur gebildet, und die bewegt sich partiell nach wie vor (aber nicht mehr lange) im Untergrund, weil der Hanf als gefährliche Pflanze gebrandmarkt wurde und wird. Allerdings lösen sich die Vorurteile in den Köpfen allmählich in Wohlgefallen auf. In immer mehr Gegenden der Erde wird der Hanf entkriminalisiert.

Cannabis ist heutzutage allgegenwärtig. Erst neulich sah ich auf der Straße ein Mädchen im Grundschulalter, das ein T-Shirt mit großem aufgedrucktem Hanfblatt trug, und einige Tage zuvor zwei Herren jenseits der 60 mit Mützen im Cannabis-Style. Der Hanf ist in der Tat in der Mitte der Gesellschaft angekommen, und das nicht nur symbolisch.

Aus der Cannabiskultur, die im Untergrund zu blühen begann, hat sich im Lauf der Jahre und Jahrzehnte eine ganze Branche entwickelt, die in verschiedene Richtungen geht: Es gibt die Headshop-Kultur, die Growshop-Kultur und die Samengemeinde, die Cannabis-Medien (Bücher, Magazine, TV-Sendungen, Poster, Comics, Kalender etc.), die Hanf-Merchandising-Artikel (Jacken, Hosen, Shirts, Schuhe, Taschen, Mützen, Schals, Aufkleber, Aufnäher, Dosen, Feuerzeuge etc. pp.), die mittlerweile so gut wie überall zu bekommen sind, die Cannabis Social Clubs, die Cannabis-Patienten, die US-amerikanischen Dispensaries und so weiter und so fort. Die Vielfalt an Artikeln und Produkten im Zeichen der Hanfkultur übertrifft mittlerweile mengenmäßig längst jene Produkte, die man aus der Pflanze selbst herstellen und gewinnen kann.

Vor zehn, fünfzehn Jahren wurde man noch schräg angeguckt, wenn man ein mit Hanfblatt verziertes Schmuckstück oder Shirt trug. Heute gehört das Cannabis-Sujet längst zu jenen Symbolen, die in der Öffentlichkeit immer wieder zu sehen sind und gern getragen werden. Ob als Understatement oder einfach, weil es so schön ist. Geht man zum Beispiel über einen ganz normalen Jahrmarkt, so springen einen die Hanf-Artefakte förmlich an. Da gibt es Cannabisblätter als Ohrringe, Anhänger und Armbänder, Hanfkraut auf Uhren, Stickern, Hemden und Beuteln – ja, sogar Förmchen für den Sandkasten und fürs Plätzchenbacken sind in Form eines Hanfblatts erhältlich. Und das, obwohl diese Pflanze nach wie vor Opfer politischer Irrungen und Fehlleistungen ist, wobei sich das zurzeit fast wie von selbst zu verändern scheint.

Der Hanf hat eine weltweit agierende Szene von Liebhabern und eingefleischten Puristen hervorgebracht. Hanfpuristen sind Menschen, die auf nur diese eine Droge schwören (oder ihr den

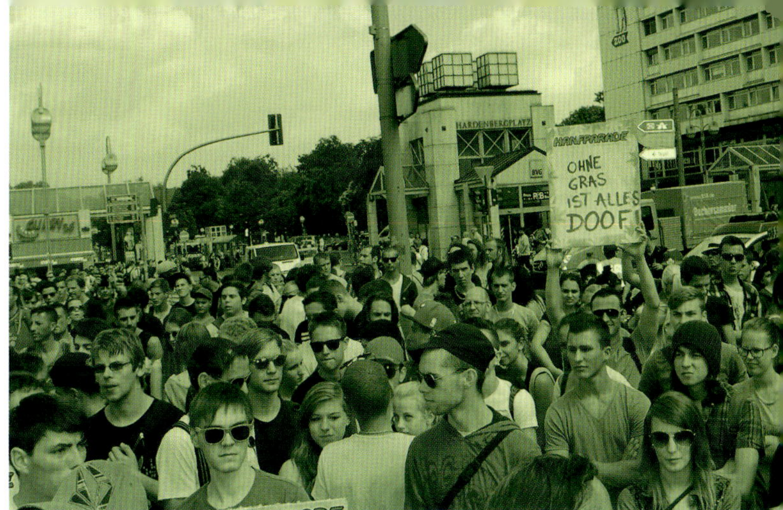

Hanfparade in Berlin

Status als Rauschdroge der negativen Konnotation wegen sogar aberkennen wollen), die nur auf diese eine Medizin setzen und überhaupt nur diese eine Pflanze entkriminalisiert sehen mögen. Das ist eine der Schattenseiten der sogenannten Hanfkultur, die so uneinheitlich ist wie kaum eine andere »Bewegung« auf dieser Welt.

Die einen sind Hardcore-Verfechter des Medizinalhanfs und meinen, dass Cannabis ausschließlich für Patienten frei zugänglich sein sollte; andere wollen mit Marihuana, Haschisch und Co. ausspannen und sich erholen. Die nächsten setzen allein auf Hanf als Nutzpflanze, wieder andere sehen in der Kreation von immer potenteren Strains ihre Lebensaufgabe. Innerhalb der verschiedenen Kreise existiert eine spürbare Differenz. Selbst bei den Hanfpuristen ist der kleinste gemeinsame Nenner nur mühevoll zu definieren – vermutlich ist es die Pflanze an und für sich. Aber das sind nur Aspekte einer »Hanfszene«, die ohnehin dynamisch wächst und sich verändert.

Heutzutage hat sich die Präsenz des Hanfs vom Untergrund in die Öffentlichkeit verlagert. Die gesamtgesellschaftliche Akzeptanz der Hanfpflanze und ihrer Produkte wächst stetig, und das über den gesamten Globus verteilt. Immer mehr Länder und Staaten überdenken und revidieren ihre repressive Cannabispolitik. Damit etabliert sich der Besitz und Gebrauch von Cannabis zu medizinischen oder Freizeitzwecken immer mehr – in einer Welt, in der die politisch Verantwortlichen bis vor kurzem noch auf Kampfparolen und Lügenmärchen gesetzt haben, um den Bürgern Angst vor dieser harmlosen Pflanze einzujagen.

Ein paar Beispiele für den Trend der letzten Jahre, Monate und Wochen: **Uruguay** und eine immer größer werdende Zahl **US-amerikanischer Bundesstaaten** legalisieren oder regulieren Cannabis. Seit März 2017 ist in Deutschland medizinisches Marihuana legalisiert, wenn auch die Rechtsprechung im Detail zu wünschen übrig lässt. So erhalten viele Patienten entweder kein Rezept oder keine Kostenübernahme der Krankenkasse oder gar, trotz Rezept und Kostenzusage, wegen Lieferengpässen kein Cannabis in der Apotheke. Dies soll sich demnächst durch eine Spezifizierung der Rechtslage und durch eine Bundes-Cannabis-Agentur, die den Anbau im eigenen Land regelt, ändern.

In der **Schweiz** boomt seit einiger Zeit CBD-Cannabis mit höchstens einem Prozent THC-Anteil. CBD-Produkte werden über Supermarkt- und Kioskketten vertrieben, und die Schweizer kiffen Cannabidiol-Gras, dass es nur so dampft. **Kanada** hat als erstes G7-Land Cannabis vollumfänglich reguliert und für den Freizeitgebrauch freigegeben. Sogar **Thailand**, die **Philippinen** und die **Türkei** haben jüngst beschlossen, den Hanf politisch neu einzuordnen und Medizinalcannabis für kranke Menschen verfügbar zu machen. Wenn in Ländern, in denen bisher öffentliche Ächtung, Gefängnis und Todesstrafe für den Besitz kleinster Mengen Cannabis üblich waren, nun ein Umdenken stattfindet, will das schon etwas heißen. Vor einiger Zeit noch hatte der Präsident der Philippinen, Rodrigo Duterte, der seit 2016 im Amt ist, öffentlich dazu aufgerufen, Drogenkonsumenten nicht nur zu denunzieren, sondern gar staatlich legitimiert umzubringen. Der plötzliche Wandel – wohl inspiriert durch die internationale Tendenz, Cannabis allmählich zu akzeptieren – ist ein Zeichen für einen echten Fortschritt.

Die Zahl der weiteren Länder, die zumindest medizinisches Marihuana oder Cannabinoidpharmaka bereits legalisiert haben oder freigeben wollen, wächst. Es sind unter anderem **Großbritannien**, **Südafrika**, **Lesotho**, **Simbabwe**, **Italien**, **Luxemburg** (inklusive Freizeitkonsum), der **Libanon**, **Frankreich**, **Georgien**, **Sri Lanka** und der pazifische Inselstaat Republik **Vanuatu**. In **Polen** ist Cannabis jetzt in der Apotheke erhältlich, und in **Tschechien** dürfen Patienten, die stationär in der Klinik liegen, Medizinalcannabis durch den Verdampfer konsumieren. Und jüngst haben die **USA** verkündet, den landwirtschaftlichen Einsatz von Faserhanf wieder zuzulassen.

Es geht also zurzeit richtig rund in der Hanfwelt. Aber es gibt auch Rückschritte, und das direkt um die Ecke: In Österreich wurde im vergangenen Jahr CBD unter Rezeptpflicht gestellt, und nun soll es den Stecklingen und Samen an den Kragen gehen. Kurz gesagt, will Österreich seine bisherige liberale Praxis im Umgang mit Hanf aufheben und mehr Repression walten lassen. Das ist dann wohl die berühmte Ausnahme, die wie immer die Regel bestätigt, aber auch in Österreich ticken die Uhren weiter und die Aktivisten werden nicht ruhen.

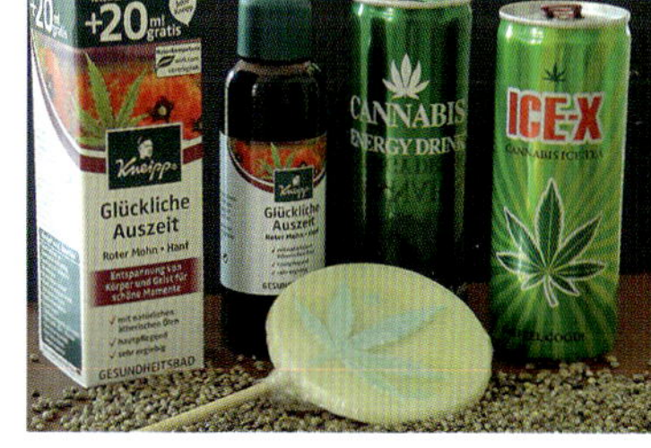

Der neue Cannabis-Lifestyle

Mit der neuen Akzeptanz dem Cannabis gegenüber etabliert sich ein Geschäftszweig, der immer mehr Menschen und Unternehmen dazu beflügelt, mit dem Hanf das große Geld zu machen (oder es zumindest zu versuchen). Heute investieren auch Kapitalisten in den Hanf, die noch vor kurzem in den Reihen der Prohibitionisten zu finden waren. Hersteller von alkoholischen Getränken, die sich jahrelang gegen eine Freigabe des Cannabis gestemmt hatten, geben nun den Kampf gegen das Hanfkraut auf – und entwickeln Limonaden und Drinks auf THC- oder CBD-Basis. Dope sells.

In den letzten Jahren ist ein Überangebot an internationalen Hanfmessen und ähnlichen Veranstaltungen entstanden. In Deutschland gibt es heute eine Cannabismesse für die Szene (Mary Jane) sowie Veranstaltungen und Konferenzen für Business-People (ICBC, DHV-Kongress u.a.) in Berlin, eine Messe in München (Cannabis XXL) und ab 2019 auch in Düsseldorf (CannaFair NRW) und Dortmund (CNBS). Auch in Österreich und der Schweiz wird ein Cannabis-Event nach dem anderen aus dem Boden gestampft. Und das ist nur der Anfang einer neuen Generation, die längst nicht mehr zum »rebellischen Underground« gehört, sondern zu einem guten Teil aus Global Players besteht.

Zur Diskrepanz zwischen früher und heute eine kleine Anekdote: Kürzlich baten mich Familienangehörige um Rat in Sachen CBD-Öl, das zwischenzeitlich ja in den Drogerieketten Rossmann und DM und in anderen Geschäften angeboten wurde. Es ist schon eine Ironie des Schicksals, eine Geschichte, die das Leben schreibt, wenn die Oma, die sich früher um den »haschischsüchtigen« Enkel sorgte, ein Fläschchen mit stylischem Cannabisblatt-Logo hervorkramt, um ihre Rheumabeschwerden mit CBD-Öl aus dem Reformhaus zu lindern. Die Welt ist im Wandel, und das ist gut so.

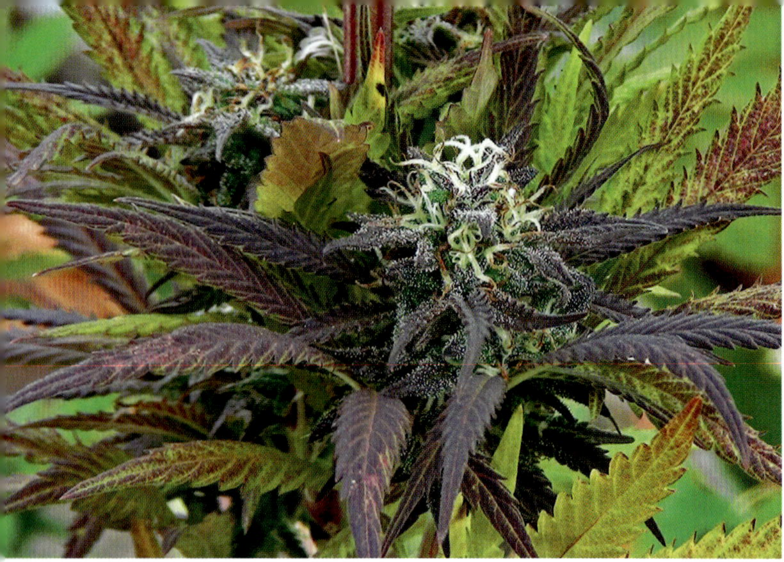

Überblick: Was ist Cannabis?

Das Wort Cannabis ist nichts weiter als der lateinische, also der wissenschaftliche Name der Hanfpflanze. Die Biologen konnten sich bis heute nicht einigen, ob es drei verschiedene Spezies innerhalb der Gattung gibt, nämlich den Kulturhanf *Cannabis sativa,* den indischen Hanf *Cannabis indica* und den Ruderalhanf *Cannabis ruderalis,* oder ob es sich ausschließlich um die Spezies *Cannabis sativa* mit drei Varietäten handelt (*Cannabis sativa* var. *sativa, Cannabis sativa* var. *indica* und *Cannabis sativa* var. *ruderalis* bzw. *Cannabis sativa* var. *spontanea*).

Der Hanf gehört in die botanische Familie der Hanfgewächse, die wissenschaftlich Cannabaceae genannt werden. Daneben wird nur noch der Hopfen (*Humulus lupulus*) zu dieser Familie gezählt – Hanf und Hopfen sind also biologisch eng miteinander verwandt.

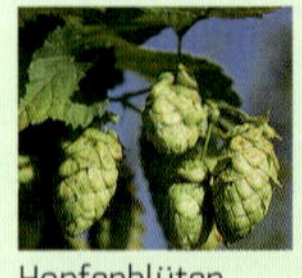
Hopfenblüten

Wer je eine Flasche herbes Bier geöffnet hat – zum Beispiel Jever Pilsener oder Beck's Bier –, wird sich möglicherweise über einen gewissen Grasgeruch gewundert haben. Auch **blühender Hopfen** verströmt zur Sommerzeit vor allem in den Morgenstunden einen Geruch, der dem des Cannabis verblüffend ähnelt. Vor Jahren fiel ich einmal selber auf diesen »Schwindel« der Natur herein. Aus dem fahrenden Auto heraus roch ich eines Morgens den vermeintlichen Duft des Hanfs. Der köstliche (und vor allem vermeintliche) Cannabisduft rührte jedoch von blühenden Hopfenpflanzen. Die Pflanzen können in der Tat zum Verwechseln ähnlich riechen.

Der Hanf ist seit Urzeiten in menschlichem Gebrauch. Die bislang ältesten Funde datieren die früheste Verwendung der Pflanze auf mindestens 10000 Jahre vor unserer Zeit. Cannabis und dessen Produkte dienen als Rausch- und Heilmittel, Ritualsubstanz und Nutzpflanze. Was die Pflanze so wertvoll macht, sind die enthaltenen chemischen Prinzipien, die sich in der Hauptsache aus Cannabinoiden und anderen Terpenen zusammensetzen. Das führt uns direkt zu Frage Nummer zwei.

Gibt es einen Unterschied zwischen Marihuana und Hanf?

Da Cannabis heutzutage immer öfter in den Mainstream-Medien auftaucht und in der Gesellschaft kontrovers diskutiert wird, ergeben sich im Sprachgebrauch einige Wirrungen um verschiedene Begriffe aus der Hanfkultur.

Aus dem US-amerikanischen Sprachraum kommmt zum Beispiel die Unart, einen Unterschied zwischen Marihuana und Hanf zu machen. Der US-Amerikaner differenziert zwischen ***marijuana*** und ***hemp*** (= Hanf); mit *marijuana* bezeichnet er die Rauschpflanze oder die Blütenstände des psychoaktiven Cannabis, wohingegen mit hemp ausschließlich Faserhanfpflanzen bezeichnet werden. Und weil Europäer alles US-Amerikanische recht unkritisch übernehmen, gehen manche Hanffreunde im deutschsprachigen Gebiet und in den Niederlanden mittlerweile so weit und verwenden diese Unterscheidung zwischen Marihuana und Hanf. Das ist unsinnig und falsch, sind doch das Wort Hanf und die Vokabel hemp nichts weiter als Trivialbezeichnungen der Cannabispflanze in all ihren Formen – und Marihuana ist die Zubereitung aus den getrockneten Blüten des »Rauschhanfs«.

Wie wirkt Cannabis?

Psychoaktiver Cannabis kann unterschiedlich wirken. Dabei kommt es immer auf die Zusammensetzung der Inhaltsstoffe an (siehe dazu die Frage nach den Cannabinoiden). Grundsätzlich können sich Cannabispflanzen vom sogenannten **Haze-Typus** (das sind Pflanzen, die hauptsächlich die Sativa-Genetik in sich bergen) sich von denen des **Indica-Typus** (das sind zum Beispiel die hochpotenten Kush-Sorten und andere) in der Wirkung unterscheiden. Haze-Genetiken wirken häufig eher als Upper und in Richtung psychedelischer Aktivität, Indica-Pflanzen eher sedativ und ermüdend. Ausschlaggebend ist immer die Komposition aus Cannabinoiden und anderen Terpenen und Inhaltsstoffen – wobei auch die Konzentration und das Verhältnis der einzelnen Moleküle zueinander eine Rolle spielen.

Weil die Hanfwirkung für Erfahrene nur schwierig zu beschreiben und für Unerfahrene nur schwer nachzuvollziehen ist, hier eine wissenschaftliche Definition zur Wirkweise des Cannabis:

»Für die psychoaktive Wirkung von Cannabis-Produkten ist vor allem delta-9-THC verantwortlich, doch auch andere Pflanzeninhaltsstoffe dürften zur Gesamtwirkung beitragen. Das Wirkbild ist stark von der Dosis (THC-Potenz), der entsprechenden Applikationsart, der Umgebung, in der die Droge konsumiert wird, der psychischen Verfassung sowie von der Gewöhnung des Konsumenten abhängig. Wenn THC-haltiges Pflanzenmaterial geraucht wird, so erfolgt der Wirkungseintritt innerhalb der ersten Minuten. Zu Beginn werden die Umgebung und das Dasein als geschmeidiger und wohlig empfunden. Darauf kann intensive Euphorie erfolgen. Manche gehen in einen sehr humorvollen Zustand über, in dem sie viel lachen. Andere genießen die beruhigende Eigenschaft und lassen einen entspannten Zustand Einzug halten. Eine milde Sedation tritt bei Konzentrationen von 50 µg/kg Körpergewicht (geraucht) ein. Beim Erhöhen der Dosis geht der Rausch in Euphorie über. Bei sehr hohen Konzentrationen können Verwirrungen und Pseudohalluzinationen akustischer und optischer Art auftreten (vor allem bei unerfahrenen Konsumenten). Der Rausch klingt dann nach 3–6 Stunden angenehm ohne große Nachwehen aus. Deutlich unterscheiden sich die Wirkungen bei starken Cannabisrauchern; durch den täglichen mehrmaligen Konsum flachen die euphorischen Wirkungen ab und es tritt vor allem eine beruhigende Wirkung ein« (Trachsel 2011: 282f.).

Birgt Cannabis-Genuss auch Risiken und Gefahren?

Wie bei jeder psychoaktiven Substanz kann auch der Hanfkonsum gewisse Risiken mit sich bringen. So sollten Menschen mit größeren psychischen Problemen davon absehen, Cannabis und Cannabisprodukte einzunehmen, weil beispielsweise eine verborgen vorhandene Psychose vom Cannabisrausch aktiviert werden kann. Auch Betrofffene mit Paranoia, psychotischen Schüben und pathologischen Angstzuständen sollten kein psychoaktives Cannabis konsumieren.

Darüber hinaus muss das exzessive Rauchen als potenziell gesundheitsschädlich betrachtet werden, auch wenn Rauchen an sich bei Weitem nicht so gefährlich ist, wie es oft dargestellt wird. Wer sichergehen möchte, seine Lunge nicht durch Rauch zu belasten, kann auf die Technik des Vaporisierens umsteigen. Mit speziellen Vaporisatoren (Vaporizer) werden die Cannabisprodukte lediglich bis zur Lösung der Wirkstoffe erhitzt und verdampft – Verbrennungsprodukte entstehen dabei nicht.

Die unterschiedlichen Wirkweisen von Cannabisprodukten

Es wurde schon viel über die Cannabiswirkung geschrieben, diskutiert, geforscht und gemutmaßt. Cannabis sei die harmloseste psychoaktive Substanz, hört man immer wieder – die Wirkung der Hanfdroge sei im Vergleich zu anderen psychotropen Molekülen eher leicht, recht gut abzuschätzen und vor allem gut zu vertragen. Wenn aber selbst in gut unterrichteten Kreisen stets von *der* Cannabis-Wirkung gesprochen wird, muss man sich fragen, ob es diese universelle Wirkung denn tatsächlich gibt. Es ist doch vielmehr so, dass die diversen Cannabis-Erzeugnisse zumindest relativ unterschiedliche Wirkungen haben können. Wer würde ernsthaft die Effekte, die gedabbtes hochpotentes Haschöl induziert, mit denen von eher durchschnittlichem Gras vergleichen wollen? Sehen wir uns also die unterschiedlichen Wirkweisen der zurzeit verfügbaren Cannabisprodukte an, ohne dabei auf die Herstellung der einzelnen Substanzen einzugehen. Und wir werden sehen: Dope ist nicht gleich Dope.

Marihuana

Das gute alte Weed. Gras, Marihuana, Ganja, Hanfblüten – nenn es, wie du willst – ist wohl derzeit das beliebteste Cannabisprodukt. Selbst beim Gras gibt es keine universelle Cannabis-Wirkung. Während Sativa-dominierte Strains in aller Regel eher ein klärendes und je nach Sorte mitunter auch psychedelisch angehauchtes Up-High induzieren, bescheren potente Strains auf Indica-Basis eher einen schwereren, sedativeren und relaxierenderen Rausch.

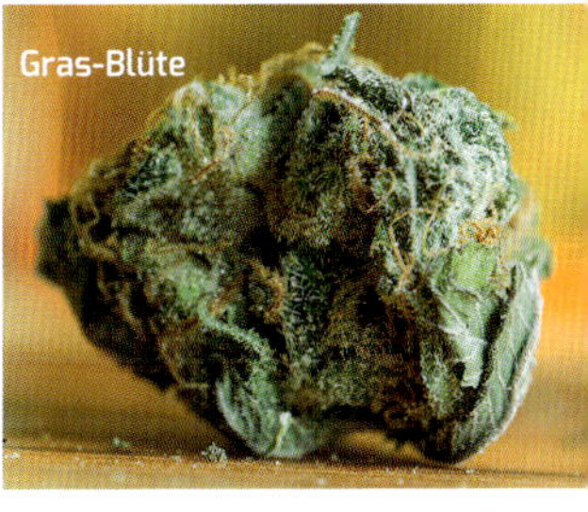
Gras-Blüte

Die verschiedenen Gras-Sorten können so unterschiedliche Wirkungen herbeiführen, dass unerfahrene Konsumenten durchaus glauben könnten, dass sie es hier mit zwei vollkommen unterschiedlichen psychoaktiven Substanzen zu tun haben. Zwar liegt der Cannabis-Erfahrung stets ein gemeinsamer Nenner zugrunde. Das heißt, dass der erfahrene Hanfliebhaber in aller Regel einen Cannabisrausch erkennt, und zwar unabhängig von Strain und Stammpflanze. Alles, was aber über diese Schnittmenge hinausgeht, kann einen Nutzer der Wunderpflanze in die eine oder eine völlig andere

Richtung katapultieren. Zur Veranschaulichung: Die Psychoaktivität eines durchschnittlichen Pilseners ist wohl kaum zu vergleichen mit derjenigen, die ein starker Schnaps beschert. Spinnt man das Ganze weiter und wendet sich dem Absinthe zu – auch ein Alkoholprodukt –, so wird der Unterschied noch deutlicher. Bier, Schnaps und Absinthe haben vollkommen verschiedene Wirkprofile, trotz desselben Moleküls, das allen Erzeugnissen zugrunde liegt.

Haschisch

Werfen wir nun einen Blick auf ein weiteres Hanfprodukt: Haschisch. Beginnen wir bei der Hanfpflanze, dem Ausgangsprodukt zur Herstellung von Haschisch. Dieses besteht mehr oder weniger immer aus den gesammelten Harzdrüsen der Cannabis-Blüten.

Dabei spielt das Ausgangsmaterial – wie bei allen Cannabisprodukten – die größte Rolle. Aus schlechtem Hanf lässt sich zwar annehmbares Dope gewinnen. Den Vergleich mit solchem, das aus qualitativ hochwertigen Blüten gewonnen wird, muss ein solches Hasch aber immer scheuen.

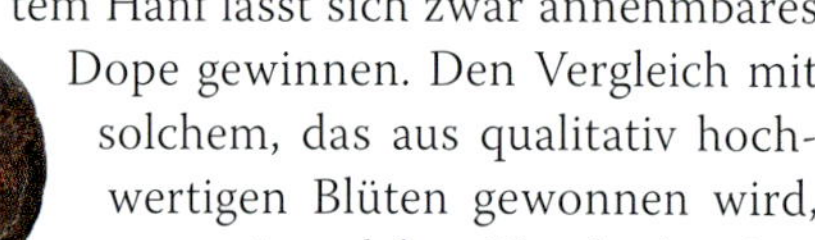

Haschisch

Wer sich eine billige Europlatte in die Tüte bröselt und anschließend beim Kumpel Nepali-Temple-Balls oder Charas durch die Pfeife schmaucht, wird kaum behaupten, dass es in der Wirkung dieser Haschischsorten keine Unterschiede gäbe. Allein die Tatsache, dass die Europlatte vornehmlich aus Pflanzenmaterial besteht und bestenfalls einige verirrte Trichome aufweist, die Temple Balls und der Charas dagegen fast reines Hanfharz sind, sagt über die zu erwartende Potenz des Materials schon alles aus.

Und auch hier stellt sich die Frage: Hat eine Haschischsorte eher Sativa-Charakter oder geht es eher in Richtung entspannender Indica? Eine Sonderrolle in dieser Hinsicht spielt auf jeden Fall das Water- oder Ice-O-Lator-Hash. Die Wirkung, die man beispielweise von gutem Marokkaner kennt, wird man mit Wasserhasch nicht erwarten können. Insbesondere unerfahrene Konsumenten können, wenn sie qualitativ hochwertiges Wasserhasch achtlos oder in gleicher Weise rauchen wie ihr Standard-Dope, die Wirkung des Materials leicht unterschätzen. Es gibt eben nicht nur die eine Cannabiswirkung.

Öl und Dabben

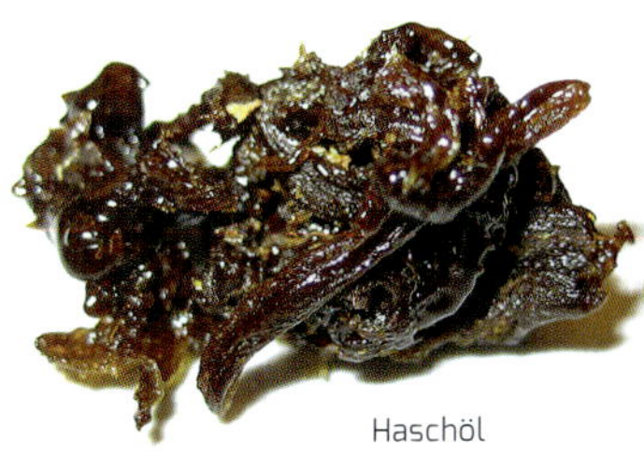
Haschöl

Weiter geht's mit Haschöl. Heiliges Trittbrett! Das hat einige schon das Fürchten gelehrt. Es macht einen Unterschied, ob man Haschöl durch die normale Pur-Pfeife oder die spezielle Dabbing-Pfeife oder ein Dabbingrohr raucht. Bei der Pur-Pfeife kommt das Feuerzeug zum Einsatz, während beim Dabben mit einem glühenden Nagel aus Metall oder Glas gearbeitet wird. Dabbt man richtig, berührt der mit dem Öl versehene Stift den glühenden Nagel nicht, sondern kommt ihm gerade so nahe, dass die Inhaltsstoffe des Öls verdampfen und inhaliert werden können. Das Ganze ist dann eher eine Art Vaporisieren, während man mit der Pur-Pfeife samt Feuerzeugflamme das Material verbrennt – und damit auch eine Vielzahl an Inhaltsstoffen ungenutzt verpuffen lässt.

Apropos Vaporisieren: Auch diese inhalative Technik des Cannabiskonsums hat ihre spezifischen Eigenschaften. Es ist nicht dasselbe, ob man Cannabis pur raucht oder pur verdampft. Beim Vaporisieren werden im Vergleich zu gerauchtem Kraut, Dope oder Öl viel mehr Wirkstoffe des Hanfs gelöst und aufgenommen, nämlich annähernd 100 Prozent, denn es wird dabei ja nichts verbrannt. Das Vaporisieren stellt also die schonendste Art des Konsums dar – am schonendsten für die Lunge und auch für das Kraut.

Nochmals Öl: BHO (Butan Hash Oil)

Mit hochpotenten THC-Konzentraten mit bis zu 60 Prozent THC-Gehalt, den sogenannten BHO (Butane-Hash-Oil), wie Shatter, Wax, Taffy usw., die aus megapotenten Cannabis-Strains hergestellt werden, können ungeübte Kiffer ziemlich Übles erleben – vor allem, wenn sie ihre Resistenz gegenüber Hanfzubereitungen überschätzen. Die THC-Superkonzentrate können Konsumenten locker für einige Stunden ausschalten – oder sie auf eine entheogene Reise schicken, von der sie zuvor nie angenommen hätten, dass sie mit Cannabis überhaupt erlebbar sei.

Hula Solution und ähnliche Extraktoren

Ähnlich potent wie die BHO-Konzentrate sind die Liquid-Extraktoren wie Hula Solution aus Österreich und das auf Lecithinbasis agierende Lecithol aus Deutschland. Diese Produkte lösen die Cannabinoide und andere Wirkstoffe aus der Cannabispflanze und

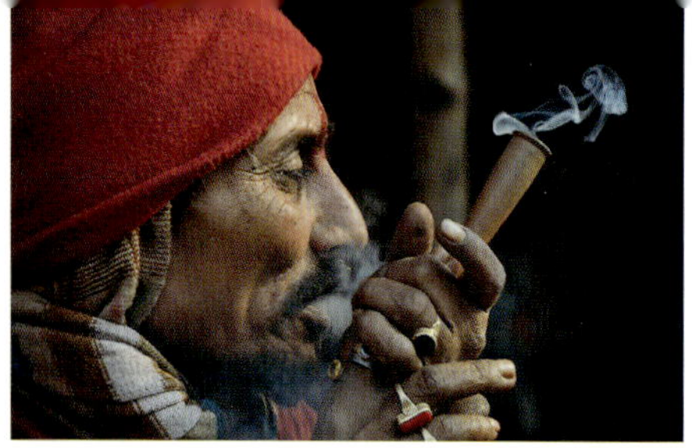

Haschischraucher in Kolkata, Indien

vereinen sie in einer farb- und geruchlosen Lösung. Am Ende hat man dann ein Fläschchen mit cannabinoidhaltigen Tropfen, die je nach Art und Potenz des verwendeten Weeds oder Haschischs extrem stark sein können. Auch Mischungen aus verschiedenen Hanfpflanzen sind mithilfe dieser Liquid-Extraktoren möglich. Ein weites Feld für psychonautische Forscher, aber leider bis heute im deutschsprachigen Raum illegal.

Schon dieser rudimentäre Überblick liefert einige Anhaltspunkte dafür, dass die Wirkung von Cannabis und Cannabisprodukten recht unterschiedlich sein kann. Weitere Unterschiede in der Hanfwirkung finden sich darüber hinaus in Art und Form der Einnahme. Wird das Cannabisprodukt pur konsumiert oder vermischt mit anderen Substanzen? Wird es geraucht, verdampft oder gegessen? All das hat Auswirkungen auf die Potenz und Wirkung des jeweiligen Hanferzeugnisses, auf die Wirkdauer, die Wirkweise und den Eintritt der Wirkung.

Manche ziehen es vor, Cannabis zusammen mit Tabak zu rauchen, während andere auf das pure Kraut schwören. Es ist immer eine Frage der Präferenz und Erfahrung. Natürlich spielt auch die persönliche Toleranzschwelle und Gewöhnung eine große Rolle – wenn nicht sogar die größte. Eines ist aber hoffentlich klar geworden: Cannabis kann, obwohl es in der Tat nur ein Endocannabinoid-System im menschlichen Körper gibt, dennoch – je nach Produkt und Potenz – unterschiedliche Wirkprofile aufweisen. Ein vergleichendes Beispiel veranschaulicht das: Denn wir verfügen auch über nur ein endogenes Opioidsystem, und trotzdem wirken die diversen Opioide unterschiedlich. Genauso verfügen wir nur über ein serotonerges System und über nur ein dopaminerges. Dennoch wirken zum Beispiel psychoaktive Tryptamine bzw. Phenethylamine zwar zuweilen oder in Schnittmengen analog, selten aber komplett gleich. Genauso verhält es sich mit den diversen Cannabiserzeugnissen.

Ist Cannabis eine Einstiegsdroge?

Armes Cannabis! Für wieviel Propagandazwecke musste diese Pflanze schon herhalten? Dem Hanf wird alles mögliche vorgeworfen. Dass er dumm mache und den Intelligenzquotienten heruntersetze. Dass er süchtig mache und Leben zerstöre. Dass er Gleichgültigkeit erzeuge und zu sozialem Abstieg führe. Und dass er vor allem zum Konsum anderer Drogen verführe und den Gebraucher in tiefste Süchte stürze. Cannabis – eine Einstiegsdroge?

Die Mär von Cannabis als Einstiegsdroge wird bereits seit Jahrzehnten bemüht. Insbesondere in politischen und medizinischen Debatten bringen Gegner einer Hanf-Freigabe immer wieder dieses Scheinargument von der Einstiegsdroge. Dass der Gebrauch von Cannabis automatisch zu anderen psychoaktiven Substanzen führe – und damit meistens in die Abhängigkeit von sogenannten harten Drogen – war jahrelang das Totschlagargument der Prohibitionisten. Dass der Konsum von Cannabis angeblich direkt in Sucht und Verderben führt, war Grund genug, die Droge weiterhin zu verbieten.

Auch Gerichte sehen keine Einstiegsdroge

Dass Cannabis eben keine Einstiegsdroge ist, war sogar schon einmal Bestandteil zweier Gerichtsurteile in Deutschland. Das Landgericht Lübeck und das Bundesverfassungsgericht in Karlsruhe haben schon Anfang der Neunzigerjahre offiziell festgestellt, dass die Theorie von Cannabis als Einstiegsdroge nicht haltbar ist. Damals ging es um Grundsatzfragen, insbesondere um Straffreiheit bei Besitz von »geringen Mengen« und darum, ob das totale Cannabisverbot bei gleichzeitiger Legalität von Alkohol und Tabak verfassungskonform ist.

Der Lübecker Richter Wolfgang Neskovic hatte dem Bundesverfassungsgericht das Urteil in einem Cannabisfall vorgelegt, in dem ein Angeklagter wegen Besitzes von deutlich weniger als zwei Gramm Haschisch zu zwei Monaten Freiheitsstrafe verurteilt worden war. Der Lübecker Richter stufte dies als Verstoß gegen das Grundgesetz ein. Die Richter am Bundesverfassungsgericht folgten Neskovic und urteilten, dass geringe Mengen Cannabis nicht ins Gefängnis führen dürfen.

Zwar wurden die Worte, die in den Gerichtssälen zu vernehmen waren, gehört und von den Medien wiedergegeben. Die Öffentlichkeit, vor allem aber der Gesetzgeber, hat sich jedoch nie wirklich darum geschert. Zu diesem Thema ist im Verlag von Werner Pieper ein eigenes Buch erschienen: Ronald Rippchen, *Das Recht auf Rausch,* Der Grüne Zweig 147.

Die wahren Einstiegsdrogen: Tabak und Alkohol

Wenn man überhaupt von »Einstiegsdrogen« sprechen kann – also von Substanzen, die auch zum Probieren anderer Stoffe verleiten –, dann sind das in unserem Kulturkreis zwei andere Drogen, welche schon Kindern tagaus tagein vor die Nase gehalten werden, und das sind Alkohol und Tabak. Im Gegensatz zum Cannabis sind dies Stoffe, die echtes Suchtpotenzial aufweisen, nachweislich lebensgefährlich sein können und für zahlreiche Todesopfer verantwortlich sind. Wenn jemand in der Jugend das erste Mal an einem Joint zieht, hat er oder sie zuvor höchstwahrscheinlich auch schon mal an einer Zigarette genippt. Schließlich machen es alle vor: Eltern, Verwandte, Geschwister, Lehrer – überall wird geraucht. Noch ärger treibt man es mit dem Alkohol. Schon am Morgen wird zur Boutiquen-Eröffnung oder zur Begrüßung am Volksfest ein Sektempfang oder ein Frühschoppen veranstaltet. Freilich ist das alles nicht schlimm – aber erzählt doch bitte nicht, dass Cannabis eine Einstiegsdroge sei!

Unsere Gesellschaft konsumiert alle möglichen Psychoaktiva – neben Tabak und Alkohol sind dies Kaffee, Tee, Schokolade und weitere purinhaltige Drogen sowie tonnenweise Psychopharmaka und viele andere Stoffe, die als psychoaktive Substanzen unser Leben bereichern. Denken wir nur an beruhigende Kräuter, die wir zur Nacht nehmen (Baldrian, Melisse, Lavendel, Hopfen etc.) oder an jene, die wir verwenden, um unser Liebesleben aufzupeppen (Damiana, Muira Puama etc.) oder um Depressionen oder körperliches Unwohlsein zu verbessern (Passionsblume, Schwedenkräuter etc.). Auch diese Pflanzen oder Stoffe könnten verboten sein – immerhin wurde das Cannabisverbot ebenso willkürlich etabliert.

Der Mythos kommt aus den USA

Das Cannabisverbot wie auch die Mär von der Einstiegsdroge kommen aus den USA. Letztendlich installiert wurde es in den Dreißigerjahren von Harry J. Anslinger, dem Chef des US-amerikanischen Drogenbüros, in Zusammenarbeit mit dem Zeitungsverleger William Randolph Hearst. Gemeinsam und höchst aggressiv verbreiteten sie ihre Anti-Marihuana-Propaganda. Der Berliner Journalist, Hanfexperte und Bestsellerautor Mathias Bröckers erklärt, dass das Gerücht ein Kind der US-amerikanischen Reefer-Madness-Propaganda ist: »Die US-Prohibitionisten verbreiteten den Mythos, dass Cannabis-Konsumenten am Ende als Heroinopfer im Straßengraben landen, so lange, bis er auf der ganzen Welt verbreitet und im Volksglauben angekommen war.

Dieses lächerliche Märchen wird ja bis heute immer mal wieder als ‚Argument' angeführt« (persönliche Mitteilung).

Logik siegt über Hysterie

Mal ehrlich: Wenn es stimmen sollte, dass Cannabis als Einstiegsdroge funktioniert, müssten wir mit einem einfachen Rechenexempel zu unerhörten Erkenntnissen gelangen. Die Bundesregierung schätzt, dass es in Deutschland etwa vier Millionen Cannabiskonsumenten gibt. Wenn die alle früher oder später an der Nadel hängen würden oder zu Kokain- oder Amphetamin-Junkies mutiert wären, müsste sich das in den **Statistiken** niederschlagen. Die statistischen Hochrechnungen sprechen aber eine ganz andere Sprache, nämlich, dass »nach Untersuchungen der Bundesregierung von 100 Haschisch-Konsumenten lediglich zwei bis drei auf harte Drogen umsteigen, und dass dort, wo ein Umstieg stattfindet, vorher regelmäßig Suchtstrukturen über Alkohol- und Nikotinkonsum gebildet worden sind« (vor längerem so berichtet von der *Welt*).

Wäre die Mär von der Einstiegsdroge Cannabis Wirklichkeit, hätten wir mit den sogenannt harten Drogen ein deutlich massiveres Problem in unserer Gesellschaft. So bleibt das Märchen, was es ist: eine über 80 Jahre alte Lüge, die willkürlich erdacht wurde und bis heute verzweifelten »Drogenkriegern« dazu dienen soll, den Stammtisch zu überzeugen, wie gefährlich Cannabis ist. Informierte und aufgeklärte Richter, Staatsanwälte, Strafrechtler, Polizisten, Lehrer, Ärzte, Forscher und Politiker sprechen sich aber zum Glück immer häufiger für ein Umdenken in der Cannabis- und Drogenpolitik aus. Und das aus gutem Grund.

Cannabis, die Ausstiegsdroge

Interessant ist übrigens, dass Cannabis in der Tat als **Ausstiegsdroge** bezeichnet werden kann. Denn immer wieder wird bekannt, dass Abhängige von suchterzeugenden Drogen ihren Entzug von Opiaten, Opioiden, Alkohol, Benzodiazepinen oder anderen Substanzen mit Cannabis leichter bewältigen oder überhaupt erst durchziehen können. Das Prinzip ist denkbar einfach: Alkoholiker, die vom Trinken oder Opiatabhängige, die vom Opiat loskommen wollen, bewerkstelligen dies nicht durch bloße Abstinenz (was ohnehin in vielen Fällen aussichtslos ist), sondern konsumieren Cannabis, um den Suchtdruck einzudämmen und auszuhalten. Und das funktioniert sogar bei vielen Personen! Damit fungiert Cannabis effizienter als Ausstiegs- denn als Einstiegsdroge.

Weitere Cannabis-Mythen – und ihre Entlarvung

Im Zuge der Popularisierung des Cannabis befeuern immer wieder auch ältere und neuere Mythen die Diskussion um den Konsum von Cannabis als Medizin sowie zu Genusszwecken. Kaum jemand weiß einzuordnen, welche Mythen eine annähernd realistische Basis haben und welche dem Reich der Fantasie entspringen. Die meisten Cannabis-Mythen gehen auf das Konto der Prohibitionisten, die sich – dem Beispiel des Erfinders des modernen Cannabisverbots Harry J. Anslinger folgend – zahlreiche Märchen rund um den Hanf ausgedacht haben, um die Pflanze und ihre »Drogenprodukte« zu diskreditieren und im Illegalen zu halten. Es gibt aber auch Mythen, die nicht auf dem Mist der Drogengegner gewachsen sind, sich aber dennoch genauso halten. Die schöne neue Cannabiswelt, wie sie in der Vorstellung einiger Zeitgenossen existiert, ist ein Wunschtraum und nicht realistisch. Werfen wir einen Blick auf die gängigsten Vorurteile rund um die Hanfpflanze:

»Kiffen ist in Deutschland verboten«

Ein Mythos, der sich hartnäckig hält. Zwar sind in Deutschland der Erwerb und Besitz sowie die Herstellung und Weitergabe verboten, das Kiffen an und für sich jedoch nicht. Für den Konsum von Cannabis und seinen Produkten gibt es in Deutschland kein explizites Verbot, was jedoch eine juristische Spitzfindigkeit ist. Denn wie soll man legal konsumieren, wenn man auf der anderen Seite nur illegalerweise an den Stoff herankommt?

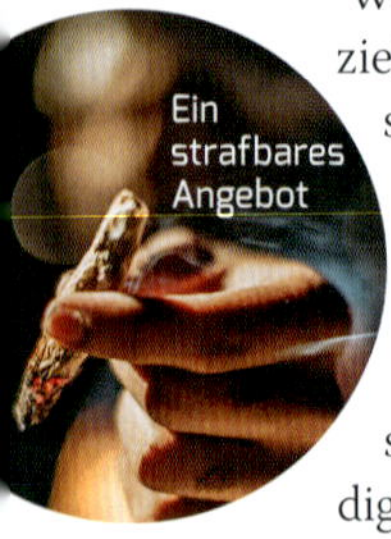

Ein strafbares Angebot

Wenn dir beispielsweise jemand einen Joint hinhält und dich ziehen lässt, dann kiffst du völlig im Rahmen des Gesetzes – strafbar macht sich nur die Person, die den Joint besitzt und dir anbietet. Erstens ist sie im Besitz von Cannabis und zweitens gibt sie es weiter, betätigt sich also in diesem Augenblick als »Dealer«. Sagt sie dann vor dem Gang aufs Klo etwa: »Hier, halt mal meine Tüte«, macht sie sich zusätzlich der Aufforderung zur Begehung einer Straftat schuldig, weil sie dich nötigt, ihr Cannabis für eine gewisse Zeit zu besitzen. Auch wenn sie die Eigentümerin des verbotenen Produktes ist, so ist schon der bloße zeitweilige Besitz in Deutschland strafbar.

In der Schweiz ist es übrigens umgekehrt: Der Besitz von bis zu zehn Gramm Eigenbedarf wird dort nicht mehr geahndet, der Konsum von Cannabis ist hingegen verboten.er Konsum von Cannabis ist hingegen verboten.

»Cannabis beeinträchtigt die Gehirnentwicklung nicht«

Wer behauptet, auch Elfjährige könnten problem- und gefahrlos kiffen, weiß nicht, was er redet. Bis etwa zum Alter von 25 Jahren befindet sich das menschliche Gehirn in der Regel in der Entwicklung. Die dauerhafte pharmakologische Veränderung der Hirnchemie kann durchaus das Nervensystem bzw. das körpereigene Cannabinoidsystem (Endocannabinoid-System) nachhaltig beeinträchtigen. Deshalb ist es von Vorteil, möglichst spät mit dem Kiffen anzufangen – was nicht heißt, dass der Wochenendjoint bei 18-Jährigen verheerenden Schaden anrichten muss. Ein regelmäßiger Konsum vor allem größerer Mengen im jugendlichen Alter hat da schon eher das Potenzial, negativ auf die Entwicklung einzuwirken.

»Cannabis hat das Potenzial, die Welt zu retten«

Romantischer Ansatz, jedoch ein wenig übertrieben. Wenn jemand diese Welt – unseren Lebensraum – noch zu retten in der Lage ist, dann sind das die Menschen selber. Sicher weist der Hanf viele Eigenschaften auf, die dazu beitragen können, eine Wende der Folgen unseres zerstörerischen Handelns einzuleiten. So ließe sich mit Hanf als Nutzpflanze verhindern, dass Regenwälder für die Papierherstellung gerodet werden. Aus Hanf ließe sich ein Kunststoff produzieren, der vollständig biologisch abbaubar ist. Außerdem hat Cannabis die Fähigkeit, Schadstoffe aus dem Boden zu ziehen und unschädlich zu machen – deshalb pflanzte man beispielsweise rund um Tschernobyl Hanf, um die radioaktiven Gifte aus dem Erdreich herauszuholen. Auch kann Hanf so manche nebenwirkungsbehaftete Medizin ersetzen. Wenn wir allerdings so weitermachen wie bisher, wird auch die Cannabispflanze uns nicht mehr helfen können. Da nützen keine Illusionen.

»Cannabis ist eine universelle Medizin, die alle anderen Pharmazeutika ersetzen kann«

Der selbsternannte Pionier der Hanfmedizin, der Kanadier Rick Simpson, der sich mit dem von ihm »erfundenen« Cannabis-Öl (bekannt als Rick Simpson Oil, RSO) von seiner Krebserkrankung geheilt hat, behauptet, dass Hanfmedizin so gut wie alle schulmedizinischen Therapieansätze inklusive der dazugehörigen Pharmazeutika ersetzen kann. Das ist ein romantisch verklärter Trugschluss, der jeder Sachlichkeit entbehrt und sogar lebensgefährlich werden kann. Es gibt Medikamente, die durch Cannabis nicht ersetzt werden können. Jeder ernsthaft erkrankte Patient, der zugunsten des Hanfs alle anderen Pharmaka absetzen will, sollte sich zuvor genauestens erkundigen, ob das eine schlaue Idee ist. Wer Betablocker oder andere Herzmedikamente einnehmen muss, sollte beispielsweise diese Mittel nicht ohne Weiteres weglassen, denn Cannabis kann diese in vielen Fällen nicht vollständig substituieren.

»Eine Freigabe von Cannabis zerschlägt den Schwarzmarkt und damit die Kriminalität«

Sicher würde sich nach einer Re-Legalisierung von Hanf das vom Schwarzmarkt erzeugte Leid verringern. Die These, dass mit dem Wegfall des Drogenverbots die Mafia und andere kriminelle Vereinigungen plötzlich nichts mehr zu tun haben, ist jedoch nicht haltbar. Befürworter einer akzeptanzorientierten Drogenpolitik bleiben lieber realistisch und versprechen nichts, was nicht eingehalten werden kann.

Wenn die Politik sich entschließt, den Weg der Vernunft einzuschlagen, wird das kriminelle Subjekte nicht läutern und zu guten Menschen machen. Die Mafia wird dann einfach ihre bewährten Betätigungsfelder wie Menschen- und Waffenhandel oder Kriegstreiberei verstärken. Ein großer Vorteil der weltweiten Drogenlegalisierung wäre in der Tat, dass den Kartellen der größte Teil ihres Gewinns flöten ginge. Das Geschäft mit den illegalisierten Substanzen ist das lukrativste Business überhaupt. Wenn durch eine Legalisierung dieser Geldfluss deutlich an Kraft verliert, können kriminelle Organisationen nicht mehr so frei agieren.

»Cannabis ist nicht chemisch, sondern ein gesundes Naturprodukt«

Eine olle Kamelle, die immer wieder auftaucht: »Naturprodukte sind etwas ganz Tolles und Gesundes, Chemie ist unnatürlich und gesundheitsschädigend.« Das ist Unsinn. Das Problem dieses Mythos liegt im Unverständnis der Eigenschaft und des Begriffs »chemisch«. Zu behaupten, chemische Pharmaka seien ungesund, natürliche Arzneimittel hingegen »besser für den Menschen«, zeugt von wenig Sachverstand, denn Natur ist immer »chemisch«: Unsere gesamte Welt ist das Produkt chemischer Prozesse. Das gilt für Menschen und ihre Körperfunktionen, und es gilt im selben Maß für Pflanzen. Auch in ihnen, im Hanf wie in allen anderen Gewächsen, befinden sich chemische Substanzen, die zum Stoffwechsel der Organismen gehören und Menschen und Tieren als Heilmittel, aber auch als Gifte nützlich sein können. Um es auf den Punkt zu bringen: Alles ist chemisch.

Was dieser Mythos auszudrücken versucht, ist die Tatsache, dass nicht alle chemischen Stoffe bisher auch in der Natur entdeckt worden sind (was aber nicht heißt, dass es sie dort nicht gibt). Das nennt man dann »Synthetik«. Solche Verbindungen nennt man synthetisch, so lange sie nicht in natürlichen Quellen nachgewiesen worden sind. Doch die Grenzen verschwimmen zunehmend.

Diazepam (Valium) und **Dimethyltryptamin (N,N-DMT)** wurden ursprünglich von Chemikern im Labor »erfunden«, bevor man sie nach einiger Zeit als Naturstoffe nachweisen konnte. Auch Antibiotika, das Paradebeispiel einer »Chemiearznei« par excellence, werden von Unwissenden einseitig verteufelt. Nehmen wir nur das Penicillin. Vermeintlich ökologisch orientierte Eltern würden sich eher ins eigene Bein schießen, als ihren Kindern diese »künstliche und unnatürliche Chemie« verabreichen zu lassen. In Wirklichkeit stammt der Wirkstoff von einem echten Naturprodukt, nämlich vom Schimmelpilz *Penicillium*, dessen antibakterielle Wirksamkeit vom schottischen Bakteriologen Alexander Fleming 1928 durch einen Zufallsfund entdeckt wurde.

Heutzutage stellt man die Wirkstoffe und Analoga »künstlich« her– das ändert aber nichts daran, dass es sich beim Penicillin nicht um »böse Synthetik« handelt, sondern um einen Wirkstoff aus der Natur.

»Cannabis ist gentechnisch verändert«

Noch so ein Mythos aus Unwissenheit: Wir kennen zwar feminisierte Pflanzen und seit einigen Jahren auch das Automatik-Cannabis, das unter anderem aus Ruderalis-Anteilen besteht. Bei beiden Variationen setzt die Gemeinde der Züchter auf die Kreuzung verschiedener Cannabis-Genetiken (wie überhaupt das Wort »Genetik« häufig als Synonym für Pflanzen unterschiedlicher Herkunft und mit verschiedenen pharmakologischen Profilen verwendet wird).

Eine genetische Manipulation der DNA, wie sie von Unternehmen wie Monsanto durchgeführt wird, existiert in der Welt der Cannabis-Strains jedoch nicht. Alle neuen Hybriden und »Hightech-Pflanzen« sind nicht an der DNA manipuliert, sondern das Ergebnis jahrelanger Selektion und Zuchtforschung. »Gen-Cannabis« ist also ein Mythos.

»Cannabis ist keine Droge, sondern eine Wunderpflanze«

Beide Begriffe sind unsinnig. Das Wort »Droge« bezeichnet alles und nichts, und »Wunderpflanzen« sind ja im Grunde alle Gewächse aus dem schönem Garten der Natur. Das Wort Droge wird in unserem Sprachraum überdies falsch verwendet. Um zu erkennen, dass Terminologien dem Wandel der Zeit unterworfen sind, genügt es zu wissen, dass das Wort »Droge« aus dem Niederländischen stammt (*droog* = trocken) und ursprünglich alle getrockneten Pflanzenteile bezeichnete, die als Arzneimittel Verwendung finden. Vor nicht allzu langer Zeit benutzte man das Wort noch für Medikamente aller Art, und erst in neuerer Zeit gilt das Wort »Droge« als Bezeichnung für illegalisierte Rauschmittel. Eine Wunderpflanze ist Cannabis genauso wie der Schlafmohn, der Coca-Strauch und andere Gewächse, die uns helfen können, die Befindlichkeit, Gesundheit und so weiter zu verbessern. Pauschalisierungen bringen niemanden weiter.

»Cannabis ist eine gute Substanz, andere Substanzen sind schlecht«

Wer solchen Blödsinn postuliert, bedient sich derselben »Argumentation« und Terminologie wie die Verfechter des War on Drugs. Wenn Hanffreunde verkünden, wie gesund und unschädlich ihre Lieblingssubstanz und wie schlimm beispielsweise Alkohol sei, betonen sie damit nur ihre Verblendung und Inkompetenz. In Wirklichkeit ist jede Substanz – egal welche – weder »gut« noch »schlecht«. Es ist immer der Mensch, der mit seinem Verhalten beeinflusst, ob eine Substanz heilsame oder schädliche Wirkungen auslöst.

Genauso wie der Hanf für die einen vorteilhaft und für die andern ungünstig wirken kann, verhält es sich auch mit allen anderen Stoffen. Wer verkündet, Opiate seien »harte Drogen« und deshalb abzulehnen, den haben Morphin und Co. offensichtlich noch niemals von unerträglichen Schmerzen befreit. In der Hand des Arztes und bei medizinischem Bedarf können auch sogenannte harte Drogen ein Segen sein. Stoffgruppen zu verteufeln und abzulehnen, nur weil sie nicht zu einer bestimmten Philosophie passen, ist de facto Drogenprohibition der schlimmsten Sorte. Solche »Hanffreunde« sollten, wenn es um Drogenpolitik geht, besser den Mund halten. Sie tun der Gesellschaft und sich selbst damit einen Gefallen.

20 gute Gründe, Cannabis zu legalisieren

Was würden wir wohl denken, wenn morgen das Gänseblümchen vom Gesetzgeber illegalisiert werden würde? Etwa weil »Experten« plötzlich verkünden, dass von dem Wiesengewächs eine Gefahr für die Gesellschaft ausgeht? Wir würden uns vermutlich fragen, ob die Gesetzgeber noch alle Tassen im Schrank haben. Beim Hanf ist genau das geschehen – und kaum jemand hat sich darüber aufgeregt. Aber nur, weil der altbekannten Nutz- und Heilpflanze ein neuer Name gegeben wurde: Marihuana. Wieso das Cannabisverbot endlich fallen muss und der Hanf für unsere Gesellschaften sogar wichtiger ist denn je, schauen wir uns im Folgenden an. Denn es gibt 20 gute Gründe, Cannabis wieder zu legalisieren. Mindestens.

1 Cannabis ist eine Pflanze – und damit ein Lebewesen

Wie kann der Mensch so dreist sein und allen Ernstes andere Lebensformen illegalisieren? Der Hanf – Cannabis – ist eine solche Lebensform und als Pflanze dafür mitverantwortlich, dass wir überhaupt auf diesem Planeten leben können. Ohne Pflanzen wäre die Erde für uns unbewohnbar. Sie erzeugen den Sauerstoff, den wir atmen, und filtern Schadstoffe aus der Luft, ja ziehen sogar Giftstoffe aus dem Boden. Gerade Cannabis ist da besonders effektiv und wurde zum Beispiel bei Tschernobyl gepflanzt, um die radioaktiven Substanzen aus der Erde zu holen. Zusammen mit anderen Pflanzen, dem Schlafmohn, dem Coca-Strauch usw. sowie mit Pilzen, etwa Magic Mushrooms, unterliegt der Hanf einem lächerlichen Verbot, das in den Jahrzehnten seiner Existenz dafür gesorgt hat, dass Cannabis aus der heimischen Flora verschwand. Die Pflanze wurde richtiggehend ausgerottet. Zur Veranschaulichung: Der Hanf war noch 1970 in Bestimmungsbüchern für heimische Wildkräuter zu finden (z.B. im DDR-Buch *Exkursionsflora von Deutschland* von Werner Rothmaler).

2 Der Hanf war vor uns da

Man geht davon aus, dass Cannabispflanzen die Erde schon besiedelten, als es unsere Spezies, den *Homo sapiens*, noch gar nicht gab. Der Hanf hat also ein Vorrecht auf ungestörte Existenz, denn wir sind erst nach ihm gekommen. Nachdem wir ihn jahrtausendelang neben uns bestehen ließen und uns seiner vortrefflichen Qualitäten bedient haben, hat der moderne Mensch beschlossen, dieses Gewächs zu bannen und weltweit zu vernichten. Das ist zum Glück nicht ganz gelungen; überdies ist das Hanfverbot auch noch gar nicht alt, was uns zu Argument 3 bringt.

3 Das Verbot ist eine moderne Erfindung

Jahrhunderte, ach was, Jahrtausende lang hat sich niemand über das Gewächs namens Hanf aufgeregt. Cannabis ist vermutlich schon immer ein Kulturfolger des Menschen. Das lässt sich anhand der verfügbaren Literatur gut nachvollziehen. Niemand wäre auf die Idee gekommen, diese vielseitig verwendbaren Pflanzen auszurotten, zu verbieten und zu verteufeln. Das Hanfverbot ist ein modernes Phänomen – und alles andere als zum Schutz der Volksgesundheit gedacht. Wie es genau entstand, ist in Argument 4 zu lesen.

4 Das Verbot ist unsinnig, rassistisch und menschenverachtend

Das moderne Cannabisverbot ging Anfang der 1930er Jahre von den USA aus, in denen die Prohibition gegen Alkohol gerade glorreich gescheitert war. Weil mit dem Ende der Alkoholprohibition die Mitarbeiter des der Finanzbehörde unterstellten Bureau of Narcotics arbeitslos geworden wären, musste ein »Ersatzteufel« her – man brauchte rasch ein neues Verbot. Dem damaligen Bureau-Leiter, Harry J. Anslinger, bot sich die aus Mexiko kommende Hanfpflanze an, die für die Hetze aber eben nicht als Hanf, sondern als Marihuana bezeichnet wurde – und so für die Menschen, denen der Hanf wohlvertraut war, als etwas Fremdes erschien. Hans-Georg Behr schreibt:

> »Es war Anslingers Verdienst, hier ein ‚Problembewusstsein' hergestellt zu haben, obgleich dies auf etwas dubiose Weise geschah: Weil sich zu wenige Wissenschaftler fanden, die Gefährlichkeit des Krautes zu bestätigten, organisierte er einen regelrechten Wettbewerb der Boulevardpresse um Horrorgeschichten, die er später als ‚gesicherte Erkenntnisse' dem Kongress vorlegte. Am meisten wurden die (weißen) Abgeordneten von Geschichten beeindruckt, in denen Schwarze weiße Frauen durch Cannabis gefügig machten« (*Drogenpolitik in der BRD,* Rowohlt 1985).

Gleichzeitig konnte man mit den rasch auch auf andere Substanzen ausgeweiteten Drogenverboten die zahlreichen »Ausländer« entweder loswerden oder einsperren (Mexikaner wegen Marihuana, Chinesen wegen Opium, Kolumbianer wegen Coca usw.) – ein Trauerspiel. Drogenverbote haben nichts mit dem Schutz von Menschen zu tun – das hat sich bis heute nicht geändert.

5 Eine wirksame Arzneipflanze

Heute ist überall die Rede von Cannabis als Medizin. Die Verwendung von Cannabis als Heilpflanze ist uralt – auch in unseren Gefilden war Cannabis lange ein Mittel, das in den Hausapotheken zu finden war. Früher wurde sogar Haschisch in der Apotheke verkauft – rezeptfrei und zur Behandlung von Hühneraugen. Das würden Politiker, die heute behaupten, Cannabis sei bei uns eine kulturfremde Pflanze, niemals zugeben. Fakt ist: Nicht erst seit der wissenschaftlichen Erforschung für medizinische Zwecke ist Cannabis eine vielfältig nutzbare Arzneipflanze. Nur weiß man heute mehr über das heilkräftige Spektrum des Krauts und über seine Inhaltsstoffe – Cannabinoide wie THC (Tetrahydrocannabinol), CBD (Cannabidiol) und THCV (Tetrahydrocannabivarin), Terpene und viele mehr – und ihre medizinischen Qualitäten.

6 Ein landwirtschaftliches Highlight

Hanf ist ein schnell nachwachsender Rohstoff, nicht anspruchsvoll im landwirtschaftlichen Anbau, leicht zu pflegen und eine für den Boden besonders nützliche Pflanze, weil sie Schadstoffe aus der Erde zu ziehen fähig ist. Hanf anzubauen hat daher für den Landwirt viele Vorteile, ganz davon abgesehen, dass die aus dieser Pflanze hergestellten Produkte zurzeit «in» sind und als zukunftsträchtig gelten. So sind Hanffasern und -samen zunehmend gefragte landwirtschaftliche Produkte, und immer mehr Bauern entschließen sich, Hanf auf ihren Feldern anzubauen.

7 Ein gesundes Nahrungsmittel

An Argument 6 anschließend sei erwähnt, dass zum Beispiel aus landwirtschaftlich erzeugten Hanfsamen wertvolle Speiseöle hergestellt werden, die man heutzutage im Bioladen, aber auch in immer mehr normalen Supermärkten erhält. Diese Öle sind reich an essentiellen Omega-Fettsäuren (Omega 3, Omega 6), das sind mehrfach ungesättigte Fettsäuren, sowie an Vitaminen und Phytinsäure und daher im Rahmen einer möglichst gesunden und risikoarmen Ernährung empfehlenswert und gefragt.

8 Keine Einstiegsdroge

Jahrzehntelang galt der Mythos von der Einstiegsdroge Cannabis als Hauptgrund, die Pflanze und ihre Produkte in der Illegalität zu belassen. Längst ist aber klar, dass nicht Cannabis die Welt zu den anderen Substanzen öffnet, sondern der durch das Verbot entstandene Schwarzmarkt, wo alle – auch Kinder und Jugendliche – unkontrolliert an alles herankommen, was sie wollen oder durch den Schwarzmarkt erst kennengelernt haben. Wenn man eine Substanz als Einstiegsdroge definieren möchte, müsste an erster Stelle die Zigarette stehen, zusammen mit Bier, Wein und anderen Alkoholika, also diejenigen verharmlosten Drogen, mit denen Kinder von klein auf konfrontiert sind.

9 Keine Cannabistoten

Auch wenn manche Wissenschaftler und Prohibitionspropagandisten es immer wieder zu konstruieren versuchen: Cannabis ist für keinen einzigen Todesfall in der Geschichte der Menschheit verantwortlich. Wenn Personen nach Cannabiskonsum tot umfallen, dann hatten sie nachweislich schon vorher gesundheitliche Probleme, oder sie haben den psychoaktiven Hanf zusammen mit anderen Substanzen genommen. Wenn jemand zum Beispiel Opiate und Alkohol oder vergleichbar riskante Mixturen unsachgemäß anwendet und dann mit einem Joint in der Hand tot aufgefunden wird, wird es immer Leute geben, die gern dem Cannabis die Schuld geben möchten. US-Forscher wollen kürzlich sogar anhand der Untersuchung von Statistiken herausgefunden haben, dass Cannabiskonsum in Zusammenhang mit Todesfällen steht, die aufgrund einer Herz-Kreislauf-Problematik eingetreten sind. Die Ergebnisse der Studie werden aber von seriösen Wissenschaftlern angezweifelt.

10 Möglichkeiten für die Forschung

Zwar gibt es trotz des Verbots und War on Drugs die Möglichkeit, Forschung an Cannabis und Cannabinoiden zu betreiben. Mit einer Legalisierung wäre aber vieles leichter. Die Pharmaunternehmen haben an der Erforschung der medizinischen Qualitäten des Hanfs aus patentrechtlichen Gründen wenig Interesse (eine Pflanze lässt sich nicht patentieren), aber die medizinische Wissenschaft wird den Cannabiswirkstoffen noch so manches Geheimnis entlocken. Mit legalem Hanf wären die Hürden für Forscher nicht mehr so hoch.

11 Entlastung des Gesundheitssystems

Der Eigenanbau würde vieles erleichtern – für Patienten und für das Gesundheitssystem. Viele Patienten würden sich freuen, ihre Medizin in Eigenverantwortung anbauen zu dürfen, ohne mit Knast oder Repression rechnen zu müssen. Wer sich im eigenen

Garten oder in der Wildnis mit Heilpflanzen versorgt, zum Beispiel mit Kamille, Weißdorn oder Lungenkraut, um seine Leiden und Symptome zu behandeln, der tut dies auf eigene Gefahr, gefährdet damit keinen anderen und entlastet im Zweifel sogar die Krankenkasse, weil er sich die benötigte Arznei nicht verschreiben lässt, sondern sich selbst um Beschaffung und Zubereitung kümmert. Wieso dürfen mündige Menschen ihr Heilkraut nicht selbst ziehen, wenn es sich um Hanf handelt? Auf diese Frage gibt es keine akzeptable Antwort. Regierung, Ärzte und Apotheker reden von einer Unzumutbarkeit für Patienten, sich ihre Heilmittel selbst herzustellen. Da schließt sich der Kreis zur Kamille, zum Weißdorn und zum Lungenkraut. Die Argumente der Legalisierungsgegner sind schlichtweg lachhaft.

12 Das Konzept vom mündigen Menschen

Wer nimmt sich eigentlich das Recht heraus, erwachsenen Menschen vorzuschreiben, was sie zu sich nehmen dürfen und was nicht? Ist das nicht ungeheuerlich und vermessen? Und sind die braven Bürger mittlerweile so hirngewaschen, dass sie eine solche Genussdiktatur tatsächlich akzeptieren? Mit den Drogengesetzen nehmen wir eine reine Willkür einfach hin – denn alle Substanzverbote sind Fantasieprodukte. War früher in den USA der Alkohol verboten und noch früher in zahlreichen Regionen Europas der Kaffee, so sind Tabak, Alkoholika und Psychopharmaka heute ins System eingebettet – für ein paar Hanfpflanzen aber kommt man in den Knast. Wie wir oben gelernt haben, hat das Cannabisverbot die Alkoholprohibition abgelöst; auch dies geschah willkürlich. Es gibt nicht einen einzigen Grund, den Eigenbedarfsbesitz und Konsum von psychoaktiven Stoffen unter Strafandrohung zu verbieten, dafür aber mindestens 20 gute Gründe, mündige Menschen selbst entscheiden zu lassen, was sie sich zuführen.

13 Endlich Jugendschutz

Dauernd ist in der Politik von Jugendschutz die Rede. Ja, wenn sie ihn doch nur ermöglichen würden! Dass wir heute beim Substanzkonsum keinen Jugendschutz haben, ist allein der Prohibition geschuldet. Sie macht einen Schwarzmarkt, der völlig unkontrolliert agiert und keinerlei Maßnahmen zum Schutze der Jugend vorsieht, erst möglich. Würde man Cannabis (und andere Substanzen) legalisieren oder wenigstens kontrolliert entkriminalisieren, hätten wir zumindest die Basis für einen funktionierenden Jugendschutz.

Dann würden die Cannabisprodukte über Apotheken oder spezialisierte Fachgeschäfte an Erwachsene abgegeben – und eben nicht an Minderjährige. Sicher würden junge Leute ab und zu über ältere Bekannte an Drogen gelangen, so wie es jetzt mit Alkohol und Zigaretten auch der Fall ist. Die Produkte wären dann aber nicht mit Streckmitteln verschnitten, sondern kontrolliert angebaut und von ordentlicher Qualität.

14 Bessere Prävention

Wenn die Substanz nicht mehr verboten ist, fällt es Personen mit problematischen Konsummustern womöglich leichter, sich fachliche Hilfe zu holen. Heute haben viele Menschen eine derartige Angst, sich zu outen, dass sie bei Abhängigkeits- oder psychischen Problemen lieber versuchen, allein damit zurecht zu kommen. Immerhin drohen Repression, Führerscheinverlust, Verlust des Arbeitsplatzes, Verlust des sozialen Umfelds, Verlust der Kinder etc. Deshalb wenden sich Menschen mit problematischem Konsumverhalten häufig gar nicht erst an therapeutische Einrichtungen und suchen keine psychologische Hilfe. Eine Legalisierung könnte die Voraussetzungen zumindest verbessern.

15 Hanf kann Arbeitsplätze schaffen

Legalisierter Hanf schafft jede Menge neuer Arbeitsplätze, wie wir am Beispiel der USA und Kanadas sehen können. Nach einer Cannabis-Freigabe würden ganz neue Branchen entstehen, aber auch bereits bestehende würden sich ausweiten. Kurzum: Legales Cannabis benötigt Kapazitäten in der Landwirtschaft, im Genussgewerbe, im medizinischen Sektor und so weiter. Gleichzeitig würde legaler Hanf Justiz und Polizei entlasten.

16 Weniger Polizei- und Justizmaßnahmen

Die Polizei könnte, würde das Cannabisverbot endlich fallen, sich um richtige Kriminelle kümmern, anstatt harmlose Grower, Kiffer und sogar Cannabispatienten schikanieren zu müssen. Auch die Gerichte, die wahrlich Besseres zu tun haben, als sich um Leute zu kümmern, die mit einer Tüte im Mundwinkel ertappt worden sind, würden deutlich entlastet werden. Nicht umsonst erwärmen sich immer mehr Strafrechtler, Juristen und Polizisten für eine Legalisierung der Cannabispflanze oder sogar aller psychoaktiven Stoffe; »Straftaten« mit Drogen werden als »opferlose Delikte» bezeichnet.

17 Entlastung der Gefängnisse

Argument 16 brachte es schon zutage: Mit weniger Repression gibt es weniger Gefängnisinsassen. Zwar würden auch mit legalisiertem Cannabis ab und zu noch Menschen wegen missbräuchlicher Handlungen eingesperrt. Dies würde sich aber auf wirklich kriminelle Personen beschränken, zum Beispiel Leute, die gestrecktes Gras in Umlauf bringen, Kinder mit Cannabis versorgen oder sich wirtschaftlich etwas zuschulden kommen lassen (beispielsweise Steuerhinterziehung etc.). Normale Kiffer oder Homegrower, Patienten und gewöhnliche Cannabisfreunde, die niemandem etwas zuleide tun, wären endlich normale Mitglieder der Gesellschaft und würden in Ruhe gelassen werden.

18 Höhere Steuereinnahmen für den Staat

Wirtschaftliche Vorteile von legalisiertem Cannabis sind schon allein bei den Steuereinnahmen zu erwarten. In einer Welt mit legalem Hanf würden allerhand Produkte hergestellt und umgesetzt, was mit immensen Steuern einhergeht, wie in den USA derzeit anschaulich demonstriert wird.

19 Sanftmut vs. Aggression

Man schaue sich das Oktoberfest an und im Gegensatz dazu einen beliebigen Cannabis-Cup. Man schaue, wie ein typisches Saufgelage abläuft und dann im Kontrast, was Cannabisten in ihren bekifften Runden so veranstalten. Wie oft sieht man Hanfkonsumenten Leute anpöbeln oder Flaschen schmeißend und Sachbeschädigungen fabrizierend um die Blöcke ziehen?

20 Mehr Gerechtigkeit

Eine Welt, in der erwachsene Menschen tun können, was ihnen beliebt, solange sie nicht die Freiheit anderer einschränken, wäre eine gerechtere Welt. Wer in den eigenen vier Wänden einen Joint genießt und neben dem Tomatenstrauch im Garten ein paar Hanfpflanzen für sich selber anbaut, ist keine Gefahr für die Gesellschaft. Cannabiskonsum und -anbau sind längst in allen Gesellschaftsschichten normaler Alltag, nur dass die Menschen dies heute heimlich tun müssen. Wie lange noch?

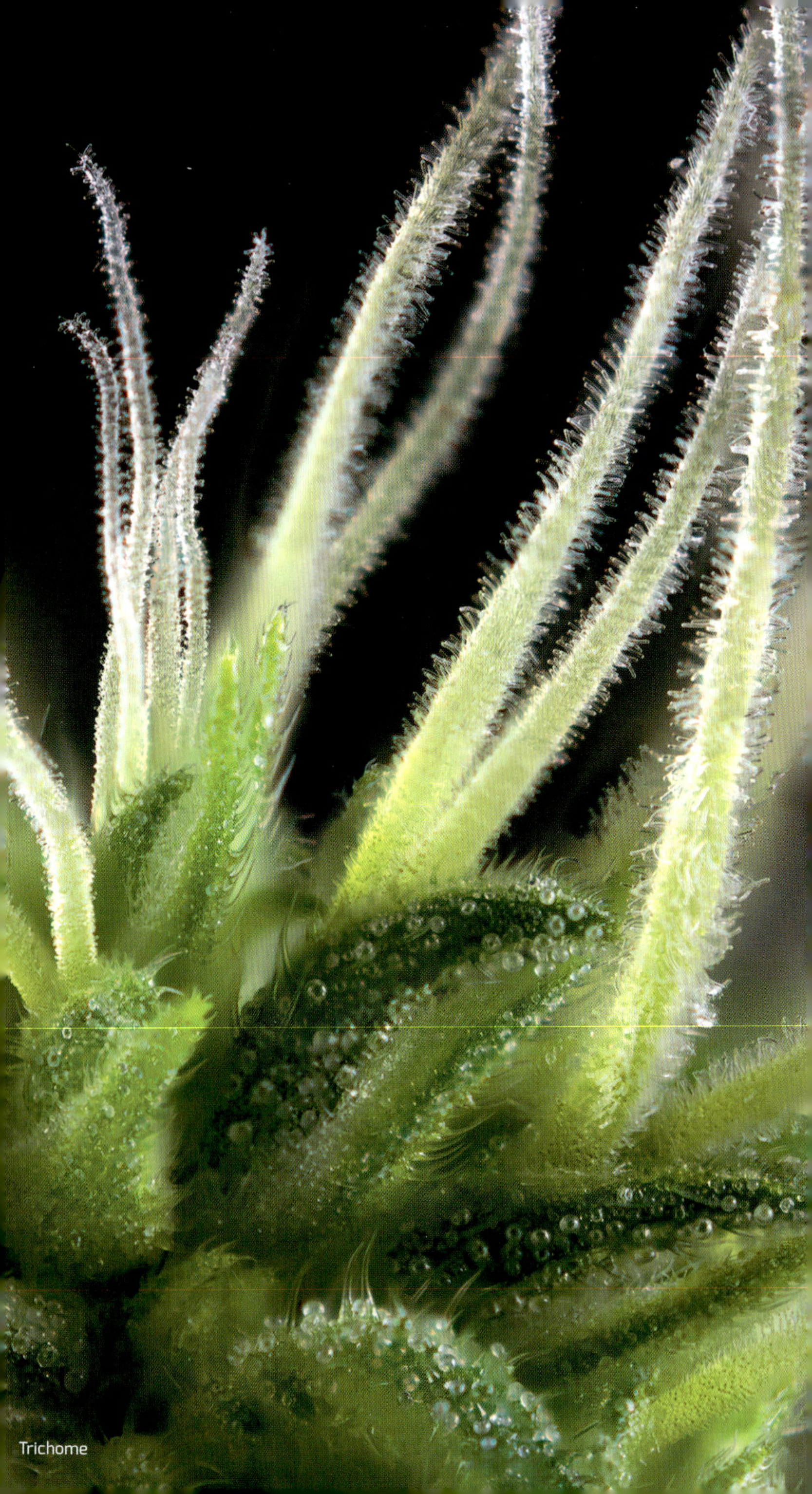
Trichome

Cannabinoide & Co.: Die Cannabis-Wirkstoffe

Über die pflanzlichen Cannabinoide

Cannabinoide sind chemisch betrachtet Moleküle, die aus der Biosynthese von Terpenphenolen entstehen – viele von ihnen weisen ein psychoaktives Wirkprofil auf, wie zum Beispiel der hauptwirksame Inhaltsstoff der Cannabispflanze, das THC (Tetrahydrocannabinol), andere sind nicht psychoaktiv wie zum Beispiel das zurzeit sehr beliebte CBD (Cannabidiol). Die in der Hanfpflanze vorliegenden Cannabinoide werden Phytocannabinoide genannt, also pflanzliche Cannabinoide, und mittlerweile ist gesichert, dass diese nicht nur in Cannabis nachweisbar sind, sondern auch in anderen Pflanzen.

Darüber hinaus kennen wir die in diesem Text besprochenen Endocannabinoide, also die körpereigenen Cannabinoide oder Cannabinoid-Analoga, die Mensch und Wirbeltier im Körper produzieren, sowie eine Reihe synthetischer Cannabinoide, die heutzutage aufgrund des Hanfverbots in immer größerer Zahl »erfunden« und unters Volk gebracht werden (und gerade per Stoffklassenverbot in Deutschland illegalisiert wurden).

Die Entdeckung des THC

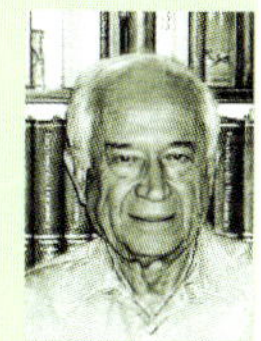
R. Mechoulam

In den Sechzigerjahren, ziemlich genau vor einem halben Jahrhundert, identifizierte, beschrieb und erforschte der israelische Wissenschafter **Raphael Mechoulam** den hauptwirksamen Inhaltsstoff der Hanfpflanze: Tetrahydrocannabinol, kurz **THC,** heißt das Phytocannabinoid, das für die hauptsächliche psychoaktive Wirkung und unter anderem (zum Beispiel im Zusammenspiel mit Cannabidiol, CBD, und anderen Cannabinoiden) auch für die medizinische Effektivität des Moleküls verantwortlich ist. Fünf Kilogramm libanesischer Haschisch waren das Ausgangsmaterial, mit dem Raphael Mechoulam seine Untersuchungen zu Beginn der Sechziger erfolgreich realisierte. Das Informationsportal drugcom.de erläutert:

> »Dank persönlicher Kontakte zur Polizei in Tel Aviv erhielt Mechoulam (...) besagte Menge – ohne offizielle Lizenz, wie sich später herausstellte. Mit Hilfe eines neuen Magnetresonanzspektrometers, das er bei den Kollegen am Institut für Physik benutzen durfte, gelang es ihm schließlich gemeinsam mit Yehiel Gaoni, erstmals den zentralen psychoaktiven Wirkstoff der Cannabispflanze zu identifizieren.«

Im Frühjahr 1964 veröffentlichte Mechoulam dann zusammen mit dem im Zitat erwähnten Kollegen Gaoni, mit dem er die Forschungen durchführte, den Artikel »Isolation, Structure, and Partial Synthesis of an Active Constituent of Hashish« in der Fachzeitschrift *Journal of the American Chemical Society*. Anfänglich nannte das Wissenschaftler-Duo das »neue« Molekül **Delta-1-Tetrahydrocannabinol** – später wurde die Substanz dann nach der chemisch korrekten Nomenklatur in **Delta-9-THC** umbenannt.

Die bahnbrechenden Forschungen Raphael Mechoulams eröffneten den Disziplinen der Pharmakologie und der Medizin neue Wege. So forschte Mechoulam auch über das körpereigene Cannabinoid-System, das sogenannte Endocannabinoid-System, das überhaupt erst möglich macht, dass von außen zugeführte Cannabis-Wirkstoffe im menschlichen (und tierischen) Organismus eine Wirksamkeit entfalten können. Professor Mechoulam ist heute 85 Jahre alt und nach wie vor in der Cannabinoid-Forschung tätig.

Insgesamt wurden bislang über 110 Cannabinoide, über 200 Terpene sowie vielfältige Aminosäuren, Phenole, Alkaloide, Flavonoide, Steroide und andere Verbindungen in Cannabispflanzen nachgewiesen. Neben den Terpenen, die nicht nur für den Hauptteil des typischen Cannabisgeruchs verantwortlich sind, sondern auch medizinische und psychoaktive Effekte aufweisen, gilt das besondere Augenmerk den klassischen pflanzlichen Cannabinoiden. Ähnliche Stoffe finden sich übrigens nach gegenwärtigem Kenntnisstand durchaus nicht nur im Hanf, sondern auch in anderen Pflanzen. Weil es für Grower und Anwender von Interesse ist zu wissen, was genau da eigentlich wirkt und wie die Wirkstoffe des Cannabis zueinander im Verhältnis stehen, lohnt sich ein einführender Überblick über die wichtigsten und bekanntesten Cannabinoide.

Tetrahydrocannabinol (THC) Bei THC handelt es sich in Wirklichkeit nicht um einen einzigen Wirkstoff, sondern um einen Komplex von Substanzen. Die wichtigsten darunter zählen zum natürlich vorkommenden Delta-9-THC-Komplex. Das phenolische Delta-9-THC ist der hauptwirksame Inhaltsstoff des Hanfs und ist für einen Großteil der psychischen Effekte verantwortlich. THC wurde 1964 vom israelischen Forscher Raphael Mechoulam und seiner Forschungsgruppe isoliert, synthetisiert und beschrieben.

Tetrahydrocannabivarin (THCV) gehört strukturell zum Delta-9-THC-Typen und kann in höheren Dosierungen ähnliche psychische Effekte herbeiführen wie THC. Die Potenz von THCV beträgt im Vergleich zu THC etwa 25 Prozent. Geringere Mengen dieses Cannabinoids können den CB1-Rezeptor hemmen und damit eine Verringerung des Appetits verursachen, weshalb zum

Beispiel Fettleibigkeit damit behandelt werden kann, wie im Versuch mit Tieren herausgefunden wurde. THCV wurde in einigen südafrikanischen Cannabissorten nachgewiesen, beispielsweise in *Durban Poison,* aber auch in asiatischen Cannabispflanzen und sogar in modernen Strains wie etwa *Jack The Ripper.* THCV wurde 1971 vom Forscher Frans W. H. M. Merkus in Haschisch gefunden und beschrieben, 1973 wurde es vom US-amerikanischen Wissenschaftler Carlton E. Turner und Kollegen abermals in Cannabis nachgewiesen.

Cannabidiol (CBD) ist im Hanf der zweithäufigste Wirkstoff (in Nutzhanf sogar der häufigste) und zurzeit ein echter Trend in der Cannabis-Community. Dieses nur schwach (leicht beruhigend) psychoaktiv wirksame Cannabinoid ist in den meisten Ländern nicht der Verbotspolitik zum Opfer gefallen und damit legal. In der Schweiz ist CBD-Gras im Handel erhältlich. CBD wirkt den psychischen THC-Effekten entgegen und hat zahlreiche medizinische Eigenschaften; beispielsweise ist es wirksam bei Entzündungen, Epilepsie, Angststörungen, Schmerzen, Bewegungsstörungen, Übelkeit und Erbrechen u.a. CBD wurde bereits 1940 von Roger Adams von der University of Illinois aus einer wilden Hanfpflanze isoliert, 1963 deckte Raphael Mechoulam mit Kollegen dann die Struktur des Cannabinoids auf.

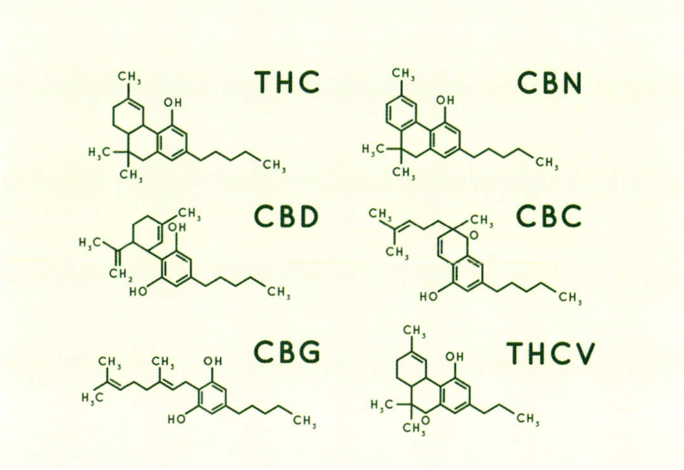

Die Strukturformeln einiger bekannter Cannabinoide

Cannabivarin (CBV), auch Cannabivarol genannt, ist ein psychisch nicht wirksames Cannabinoid. Es kommt in der Cannabispflanze in geringen Mengen vor und ist ein Analog von Cannabinol (CBN). Cannabivarin wurde 1971 erstmals von Frans W. H. M. Merkus in Haschisch nachgewiesen und wissenschaftlich beschrieben.

Cannabidivarin (CBDV) steht zu CBD im Verhältnis wie THCV zu THC. Es ist ein nicht oder nur schwach psychisch wirksames Cannabinoid und ein sogenanntes **Homolog** von Cannabidiol – es gehört damit zum CBD-Komplex. CBDV wurde erstmals 1969 von den Wissenschaftlern L. Vollner, D. Bieniek und F. Korte in Haschisch entdeckt. In den letzten Jahren wurde es auf seine medizinischen Eigenschaften hin untersucht. Es stellte sich heraus, dass CBDV krampflösende, antiepileptische und übelkeitshemmende Wirkungen aufweist. Cannabidivarin lässt sich überdies vermutlich in der Behandlung von Morbus Crohn (eine chronische entzündliche Darmerkrankung) und zur Bekämpfung von Erbrechen bei HIV/Aids verwenden.

Cannabinodiol (CBND) ist ein psychisch nur sehr schwach wirksames Cannabinoid, gehört ebenfalls zum CBD-Komplex und wurde früher auch Cannabidinodiol (CBDL) genannt. Es kommt in Cannabis nur in geringen Mengen vor. Medizinische Eigenschaften der Substanz wurden bisher noch nicht erforscht. Der Forscher Robert J. J. Ch. Lousberg und Kollegen isolierten CBND zum ersten Mal 1977 aus libanesischem Haschisch.

Cannabinol (CBN) ist ein schwach psychoaktives Cannabinoid, das aus der Oxidation (Prozess unter dem Einfluss von Wärme und Sauerstoff) von THC entsteht. Es hat krampflösende, leicht beruhigende und übelkeitshemmende Eigenschaften. Cannabinol wurde bereits 1896 (!) in Cambridge, England, vom Forscher Thomas Hill Easterfield in Proben von indischem Cannabis nachgewiesen. 1940 klärten Roger Adams und Kollegen die chemische Struktur auf (zusammen mit dem ersten Nachweis von CBD).

Cannabichromen (CBC) ist ein nur schwach psychoaktives Cannabinoid. Es wurde bisher im Tierversuch auf seine medizinischen Eigenschaften hin untersucht. Bei Mäusen wirkt es antidepressiv, entzündungshemmend, antibiotisch sowie pilz- und schmerzhemmend. Es kann zudem Krebszellen zerstören und wie CBD den psychoaktiven Effekten des THC entgegenwirken. 1966 berichteten der Wissenschaftler U. Claussen und Kollegen erstmals über CBC als Bestandteil von Haschisch.

Cannabichromevarin (CBCV), auch Cannabivarichromen genannt, ist ein Homolog des Cannabichromen und gehört damit zum CBC-Komplex. Das Cannabinoid weist psychoaktive Eigenschaften auf und wurde von den niederländischen Forschern R. A. de Zeeuw, T. B. Vree und Kollegen 1973 in indischem Haschisch nachgewiesen und erstmals beschrieben. 1975 entdeckten die japanischen Forscher Yukihiro Shoyama, Hitotoshi Hirano und Kollegen von der Universität Kyushu CBCV auch in thailändischem Cannabis.

Cannabigerol (CBG) weist nur schwache psychoaktive Wirkungen auf (ähnlich wie CBD leicht beruhigend), hat aber vielseitige medizinische Effekte, z.B. krebshemmende, antibakterielle, schmerzstillende und antidepressive sowie blutdrucksenkende Eigenschaften. Im Tierversuch senkte CBG bei Katzen den Augeninnendruck, was für die Glaukom-Behandlung nützlich sein kann. Cannabigerol wurde 1964 von den Wissenschaftlern Yechiel Gaony und Raphael Mechoulam in Haschisch entdeckt. Interessanterweise wurden Cannabigerol-ähnliche Cannabinoide auch in der Strohblume *Helichrysum umbraculigerum* nachgewiesen.

Cannabigerovarin (CBGV) ist ein Homolog des Cannabigerol (CBG) und wurde 1975 (zusammen mit Cannabichromevarin) an der Kyushu University von einer Gruppe japanischer Forscher um Yukihiro Shoyama und Hitotoshi Hirano in thailändischem Cannabis nachgewiesen und beschrieben.

Cannabitriol (CBT), auch CBO genannt, ist strukturell eng mit THC verwandt. Es weist vermutlich psychoaktive und medizinische Effekte auf. Cannabitriol wurde 1966 erstmals von den japanischen Forschern Yataro Obata und Yoshinori Ishikawa isoliert und wissenschaftlich beschrieben; die chemische Struktur wurde 1976 aufgeklärt.

Cannabicyclol (CBL) wird auch Cannabipinol (CBP) genannt (früher auch THC-III) und ist ein natürlich vorkommendes Cannabinoid, das jedoch in Cannabis nur in sehr geringen Mengen vorhanden ist und keine psychoaktiven Effekte aufweist. CBL entsteht unter Hitze- und Lichteinwirkung aus Cannabichromen (CBC). Das Cannabinoid wurde 1964 von den Wissenschaftlern Friedhelm Korte und Helmut Sieper nachgewiesen; später klärte Raphael Mechoulam mit Kollegen die Struktur auf. 2008 entdeckten der Cannabisforscher Ethan B. Russo und Kollegen unter anderem CBL in etwa 4700 Jahre altem Cannabis, das in einer chinesischen Grabstätte gefunden worden war.

Cannabicyclolvarin (CBLV) ist ein Homolog des Cannabicyclol (CBL) und wurde 1972 erstmals von den niederländischen Forschern T. B. Vree, D. D. Breimer und Kollegen nachgewiesen und wissenschaftlich beschrieben. 1981 wiesen der japanische Wissenschaftler Yukihiro Shoyama und Kollegen von der Kyushu University das Cannabinoid (als Cannabicyclovarin) in thailändischem Cannabis nach.

Cannabielsoin (CBE) wurde 1983 von Wissenschaftlern der US-amerikanischen Ohio State University erstmals entdeckt. Die Forscher hatten den Stoffwechselprozess des Cannabidiol (CBD) untersucht und dabei CBE als Stoffwechselprodukt von CBD nachgewiesen. 1991 wurde es in der Leber von Meerschweinchen entdeckt – ebenfalls als Stoffwechselprodukt des CBD. CBE entsteht also biochemisch aus CBD und weist vermutlich keine psychologischen Effekte auf. Der Cannabielsoin-Komplex besteht insgesamt aus fünf Cannabinoiden (inklusive Säureformen).

Die Säureformen der Cannabinoide

Cannabinoide liegen in Pflanzen auch in ihrer Säureform vor. Diese sind psychisch nicht wirksam, haben aber dafür häufig medizinische, zum Beispiel entzündungshemmende Eigenschaften. So gibt es beispielsweise **THC-Säure**, kurz THCS (auch THCA, von der englischen Form THC acid), **Cannabinolsäure** (CBNS, CBNA) und **Cannabidiolsäure** (CBDS, CBDA). Diese Stoffe wandeln sich durch Einwirkung von Wärme und Sauerstoff (Oxidation) in die aktiven phenolischen Formen THC, CBN und CBD um.

Im Lauf der Jahre sind viele weitere **Cannabinoid-Säuren** nachgewiesen worden – um nur einige exemplarisch zu nennen (wir beschränken uns auf die internationale Schreibweise) –, z.B. **Tetrahydrocannabivarin-Säure (THCVA)**, **Cannabichromensäure (CBCA)**, **Cannabicyclolsäure (CBLA)** und die 1975 entdeckte **Cannabigerolsäure (CBGA)**, die als Vorläufersubstanz in der Pflanze u.a. für die Bildung von THC und CBD und anderen Cannabinoiden mitverantwortlich ist.

Weitere Cannabinoide

Wir haben oben hauptsächlich die bekannteren, aber auch einige nur wenig studierte Cannabinoide betrachtet. Daneben gibt es zahlreiche weitere Substanzen aus der Familie dieser Cannabiswirkstoffe – etwa hundert weitere an der Zahl –, die natürlich im Pflanzenreich vorkommen.

Um nur einige zu nennen, wären da etwa **Cannabichromanon** (gehört zum CBC-Komplex), **Cannabifuran, Cannabiglendol, Cannabicitran, Cannabicoumaronon, Cannabinodivarin** (gehört zum Cannabinodiol-Komplex), **Cannabiorcicyclol, Cannabiorcol, Cannabimovon** und **Hexahydrocannabinol** (HHCBN). Die meisten davon wurden noch nicht eingehend untersucht – man darf aber davon ausgehen, dass zahlreiche dieser Stoffe medizinische und/oder psychoaktive Eigenschaften aufweisen.

Cannabinoide in anderen Pflanzen

Neben den klassischen Cannabinoiden existiert eine Vielzahl weiterer natürlicher Stoffe, die von ähnlicher Struktur sind und mit den Cannabinoid-Rezeptoren in unseren Körpern interagieren. (Weiter oben hatten wir bereits erwähnt, dass in einer afrikanischen Strohblumenart cannabigerolähnliche Substanzen entdeckt wurden.) In diesem Zusammenhang kommt es allerdings immer wieder zu Fehlinterpretationen. Beispielsweise wird häufig behauptet, dass CBD in Flachs-Samen nachgewiesen werden konnte. In Wirklichkeit sind es CBD-ähnliche Terpenoide, die Forscher im Flachs entdeckt haben – und nicht etwa Cannabidiol selbst. Dasselbe gilt für weitere cannabinoidähnliche Stoffe, die man in Rhododendronarten, Lebermoosen, dem Sonnenhut *Echinacea* und vielen anderen Pflanzen gefunden hat.

Cannabiswirkstoffe im Wald und im Garten

Nicht nur im Hanf finden sich Cannabinoide

Lange Zeit vertraten Wissenschaftler die Ansicht, dass die so genannten Phyto-Cannabinoide, also die pflanzlichen Cannabiswirkstoffe, ausschließlich in den Cannabis-Arten zu finden seien. Erst seit wenigen Jahren wissen wir, dass diese Moleküle auch in anderen Gewächsen oder Pflanzenprodukten existieren, zum Beispiel im Rotwein und in der Schokolade, und dass sie sogar im Körperhaushalt der höheren Tiere und des Menschen produziert werden, weil sie dort für lebenswichtige Funktionen benötigt werden, beispielsweise für die Regulierung des Schlafbedürfnisses, des Hungers, des sexuellen Antriebs und so weiter. Heute weiß man noch einiges mehr, nämlich, dass Cannabinoide nicht nur jene Wirkstoffe sind, die wir aus der Hanfpflanze kennen, wie THC und CBD, sondern dass auch lange bekannte Substanzen, wie zum Beispiel beta-Caryophyllen, Agonisten der Cannabinoidrezeptoren sind und damit zu den Cannabinoiden oder Cannabinoid-Analoga gehören.

Was sind das für Pflanzen, in denen Cannabiswirkstoffe vorkommen? Unter anderem sind es so bekannte und viel genutzte Gewächse wie Rosmarin, Basilikum, Oregano, Zimt, Nelken, Pfeffer und Kümmel, die beta-Caryophyllen enthalten, das wiederum mit den Cannabinoidrezeptoren im menschlichen und tierischen Körper interagiert. Auch Pflanzen wie die Magnolie, der Sonnenhut *Echinacea,* Strohblumen der Gattung *Helichrysum,* der Flachs und viele weitere (wie wir weiter unten sehen werden) enthalten Cannabiswirkstoffe, die mit den endogenen (= körpereigenen) Schaltstellen des Zentralnervensystems in Verbindung stehen.

Wir kennen neben den klassischen Phyto-Cannabinoiden aus der Hanfpflanze die körpereigenen Cannabinoide, die Anandamide genannt werden (mehr dazu weiter unten), die pflanzlichen Cannabinoide in anderen Gewächsen, die Cannabinoide in Pilzen, jene in Bakterien und natürlich die synthetischen Cannabinoide, die spätestens seit der Diskussion um die Legal-High-Rauchmischungen in aller Munde sind.

Cannabinoide in Pilzen und Bakterien

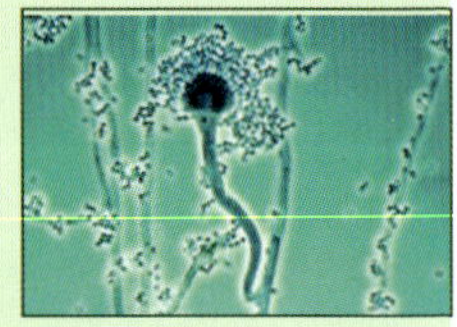
Schlauchpilz *Aspergillus* (Schimmelpilz)

Diverse **Schlauchpilze** aus der Familie der Schimmel- und Meerespilze bzw. der Pflanzenpathogene enthalten die Substanzen Emindol-SB, Hydrochinon (bzw. ein Derivat des Moleküls), JBIR-03, Monocillin II, Neocosmosin und Radiciol – allesamt kaum bekannte, aber rein pflanzliche Cannabinoide. Es gibt auch verschiedene **Bakterien,** in denen Cannabiswirkstoffe nachgewiesen werden konnten – dazu gehören zwei Arten von Cyanobakterien der Gattung *Lyngbya*, in denen Cannabinoide, nämlich Serinolamide, Grenadamide und Semiplenamide, gefunden wurden. Auch diverse Moos- und Rhododendronarten, Sonnenaugen-Spezies, Rautengewächse, der Falsche Indigo (botanisch: *Amorpha*), die Maca-Pflanze und viele andere Gewächse mehr produzieren z.B. Cannabidiol-Analoga, Cannabigerol (CBG), Cannabichromen (CBC), Perrottetinene, Alkamide, Macamide, Magnolol, Tetryhydromagnolol und viele weitere Cannabinoide.

Ein natürliches und für den Menschen besonders wichtiges Cannabinoid ist **Anandamid,** chemisch: Arachidonylethanolamid. Das ist ein Ethanolamid der Arachidonsäure, einer vierfach ungesättigten Fettsäure (vgl. Seite 52). Anandamid ist neben weiteren Cannabinoid-Analoga Bestandteil unseres körpereigenen, also endogenen Chemiehaushalts. Das heißt, dass jeder Mensch THC-ähnliche Wirkstoffe im Körper produziert.

Alltagspharmaka und das Endocannabinoid-System Auch so manches alltägliche Medikament wirkt, indem es mit den Cannabinoidrezeptoren interagiert. Prominente Beispiele sind Paracetamol und Ibuprofen.

Bahnbrechend war in dieser Hinsicht die Entdeckung der Cannabinoid-Rezeptoren im menschlichen Körper, von denen der CB1- und CB2-Rezeptor als erstes nachgewiesen wurden (siehe dazu den Abschnitt ab Seite 51); 2002 stellten Wissenschaftler die These auf, es könnte einen CB3-Rezeptor geben. Die *Österreichische Apothekerzeitung* ergänzt:

> »Interessanterweise unterscheidet sich, trotz der sehr ähnlichen pharmakologischen Profile, die chemische Struktur von Anandamid stark von der des THC. Unterschiede gibt es in der Pharmakokinetik beider Stoffe: Anandamid wird viel schneller abgebaut: nach ca. 30 Min. ist kein Effekt mehr zu messen, wohingegen THC nach Stunden noch wirksam sein kann. Die Analyse von Kakaopulver- und Schokoladenproben verschiedener Hersteller ergab jedoch nur einen sehr geringen Anandamid-Gehalt. Die Wissenschaftler stellten in ihrer Veröffentlichung daher gleich selbst in Frage, ob es bei den gefundenen Anandamid-Konzentrationen überhaupt zu Auswirkungen kommen kann.«

Beim heutigen Stand der Forschung ist davon auszugehen, dass in weitaus mehr Pflanzen, Pilzen und anderen Organismen solche Cannabinoide enthalten sind. Wenn wir bedenken, dass – gemessen an der Vielfalt der weltweiten Reste der Regenwälder – bis heute weniger als ein Prozent der globalen Flora auch nur ansatzweise erforscht worden ist, wird dies schnell klar. So wie vermutlich alle bisher bekannten pharmakologisch wirksamen Moleküle in Wahrheit Naturstoffe sind (die wir einfach noch nicht gefunden haben), sind wahrscheinlich auch die klassischen Cannabiswirkstoffe in zahlreichen weiteren Gewächsen nachweisbar.

Auch bei uns wachsen vermutlich einige Pflanzen, die uns zwar wohlbekannt sind, nicht aber bis ins Letzte erforscht wurden und möglicherweise Cannabiswirkstoffe enthalten: zum Beispiel alle möglichen Farne, Gräser und Moose, die häufig botanisch und pharmakologisch nur rudimentär untersucht worden sind. Erst kürzlich entdeckten zum Beispiel Wissenschaftler, dass Trüffel der Gattung *Ascomycota* Anandamide, also die körpereigenen Cannabinoide des Menschen, produzieren.

Cannabinoid-analoge Substanzen in Moosen

Dass es eine ganze Reihe von psychoaktiven Moosarten gibt, die Cannabinoid-analoge Moleküle ausbilden, ist seit den 90ern bekannt. Jetzt haben sich Forscher um Andrea Chicca von der Universität Bern erneut mit der Thematik befasst. Der in diversen Moosen enthaltene Wirkstoff **Perrottetinen** gilt als THC-Analogon und wird mittlerweile sogar im Web als »Legal High« angeboten. Die Berner Forscher haben den Stoff und eine verwandte Abart des Moleküls synthetisiert und diese an Mäusen getestet. Das Ergebnis: Perrottetinen wirkt ganz ähnlich wie Tetrahydrocannabinol (Quelle: advances.sciencemag.org/content/4/10/eaat2166)

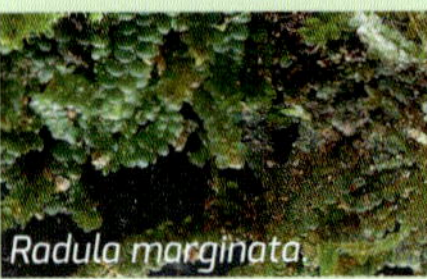
Radula marginata.

Moose (Bryophyta) der Gattung *Polytrichum*, die Arten *Sphagnum fuscum* (SCHIMP.) KLINGGR., *Sphagnum nemoreum* SCOP. und einige unidentifizierte Spezies werden schon seit langem von Indianern als Tabak-Additive genutzt. Ob die Moose selber eine psychotrope Wirkung hervorrufen, ist unklar. Einige Lebermoose, allen voran die Art *Radula laxiramea* STEPH., enthalten Bisbibenzylderivate. Das Bisbibenzyl **Perrottetin E** hat eine dem THC oder Anandamid (Arachidonylethanolamid; ein endogener THC-Ligand) analoge chemische Struktur, könnte also tatsächlich cannabinoidähnlich wirken.

Schon 1999 machte eine für die psychonautische Forschung sensationelle Entdeckung die Runde: Das **Lebermoos** *Radula laxiramea* STEPH. enthält eine cannabinoidartige Substanz.

»Aus *Radula laxiramea* wurden zwölf Bibenzylderivate und das Bisbibenzyl Perrottetin E isoliert« (CULLMANN et BECKER 1999). Das analysierte Material stammte allerdings nicht aus der Natur, sondern lag in Form einer Kultur vor. Cullmann und Becker betonen aber, dass In-vitro-Kulturen der Moosart qualitativ und quantitativ die gleichen Substanzen ausbilden. Die Wissenschaftler bezeichnen das entdeckte Perrottetin als »Cannabinoid aus einem Lebermoos«. Bisbibenzylderivate wurden auch in anderen Lebermoosarten nachgewiesen. »Während in allen Moosklassen verschiedene phenolische Inhaltsstoffe gebildet werden, kommen Mono-, Sesqui- und Diterpene vorwiegend bei Lebermoosen vor. Alkaloide fehlen bei den Bryophyten weitgehend. Einige der Verbindungen zeigen ausgeprägte biologische Aktivitäten.«

In *Frullania convoluta* LINDENB. et HAMPE kommen Sesquiterpenlactone und Bisbibenzylderivate vor, *Schistochila glaucescens* (Hook.) Evans enthält ein zytotoxisches Sesquiterpen und Sesquiterpen-Bisbibenzyl-Derivate, zwei neue Bisbibenzyle (Isoriccardinquinon A und B) wurden aus *Marchantia paleacea* BERT. isoliert, in *Mannia fragrans* (BALB.) FRYE ET CLARK entdeckten Forscher das makrozyklische Bisbibenzyl Pakyonol sowie das trizyklische Sesquiterpenoid Grimaldon, und die Spezies *Blasia pusilla* L. enthält vier zyklische Bisbibenzyldimere. Die von den Berner Forschern untersuchte Art ist die unter anderem in Japan heimische *Radula perrottetii*, auch *Radula marginata* enthält die psychoaktiven Cannabinoide.
Online-Artikel zum Thema: phys.org/news/2018-10-moss-medically-effective-hemp.amp · www.scinexx.de/news/medizin/moos-statt-cannabis

Bisbibenzyl-haltige Moosarten (Auswahl) *Blasia pusilla* LINNÉ • *Frullania convoluta* LINDENB. et HAMPE • *Marchantia paleacea Bert.* • *Mannia fragrans* (BALB.) FRYE et CLARK • *Radulalaxiramea* STEPH. • *Schistochila glaucescens* (HOOK.) EVANS
Psychoaktiv nutzbare Moosarten (Auswahl) *Polytrichum* spp. • *Radula laxiramea* STEPH. • *Sphagnum fuscum* (SCHIMP.) KLINGGR. • *Sphagnum nemoreum* SCOP. • Unidentifizierte Moose

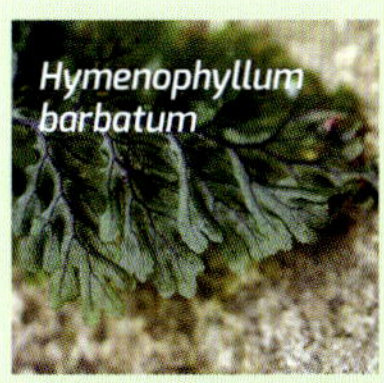

Perrottetin in einem Farn! Interessanterweise kommt in der japanischen Farn-Art *Hymenophyllum barbatum* (BOSCH) BAKER die Verbindung Perrottetin H vor. Ob diese arbatumeng mit Perrottetin E verwandte Substanz ebenfalls psychoaktive Wirkungen induzieren kann, ist ungewiss, aber wahrscheinlich. Außerdem enthält die Farnart das ebenfalls psychoaktive, auch in der Passionsblume *(Passiflora* spp.) vorkommende Flavon Apigenin sowie die Hemiterpen-Glykoside Hymenosid A, B, C, D, E und F. Diese Farnspezies ist für die Psychoaktiva-Forschung besonders interessant

Cannabinoide in uns!
Über das Endocannabinoid-System

Die Inhaltsstoffe von Cannabis können im menschlichen (und tierischen) Körper nur deshalb so effizient wirken, weil wir über ein entsprechendes körpereigenes (endogenes) System verfügen, das diese Moleküle, Cannabinoide genannt, aufzunehmen fähig ist. Natürlich können psychoaktive Substanzen auch ohne eigenes Rezeptorensystem wirken – Alkohol ist dafür ein anschauliches Beispiel. Beim Cannabis und den Cannabinoiden ist das anders, denn unser Körper ist dafür angelegt, diese Stoffe umzusetzen. In diesem Artikel betrachten wir das System der körpereigenen Cannabinoide und Cannabinoid-Analoga, das zur pharmakologischen Ausstattung von Mensch und Tier gehört und in Lebewesen regulierende Aufgaben übernimmt und erfüllt.

Im Fachjargon nennt man dieses körpereigene System das **Endocannabinoid-System** (abgekürzt ECS), also das System der endogenen (körpereigenen) Cannabinoide. Dieses System übt in uns regulierende Funktionen aus, das heißt, vereinfachend erklärt: Besteht irgendwo in unserer körpereigenen Pharmakologie oder unserem Biosystem ein Mangel oder Überschuss, so greift das ECS ein und reguliert diese Abweichungen auf die Normfrequenz.

Deshalb weist Cannabis ein so weites Spektrum an heilkräftigen Wirkeigenschaften auf, weshalb wiederum medizinisch verwendete Cannabinoide so effektiv als Pharmazeutika sind. Auf welche körpereigenen Mechanismen das ECS einwirken kann, erfahren wir im Laufe des Abschnitts.

Eine kurze Historie des Endocannabinoid-Systems

1988 entdeckten die Wissenschaftler Devane, Howlett, Melvin und Johnson (Department of Pharmacology, St. Louis University Medical School, Missouri, USA) den ersten Cannabinoid-Rezeptor (CB1) und 1990 den zweiten (CB2) im Körper des Menschen und einiger Säugetiere. Diese Rezeptoren, die sowohl im Gehirn als auch im restlichen Körper zu finden sind, haben vereinfachend erklärt keine andere Aufgabe, als ankommende Cannabinoide (egal ob endogene oder exogene) andocken zu lassen und diese zur Wirkungsentfaltung zu befähigen.

Die Entdeckung der Cannabinoid-Rezeptoren war eine Revolution und versetzte die Hanfraucher-Gemeinde in pures Entzücken, da ja jetzt bewiesen war, dass jeder Mensch von Natur aus über physiologische Empfangsstationen für ihre geliebten Substanzen verfügt. Mit der Erkenntnis, dass diese spezifischen Rezeptoren im menschlichen Körper vorhanden sind, entstand die naheliegende Idee von körpereigenen Cannabinoid-Analogen, also Cannabiswirkstoffen, die wir selber produzieren, ohne uns dessen bewusst zu sein. Warum sonst sollte es Cannabinoid-Rezeptoren geben?

Nur kurze Zeit später, im Jahr 1992, fanden **Raphael Mechoulam** (Hebrew University, Medical Faculty, Department of Natural Products, Jerusalem, Israel) und sein Team dann tatsächlich heraus, dass Mensch und Wirbeltier über ein endogenes Cannabinoid-System verfügen. Nun konnte die wissenschaftliche Welt sich der Bedeutung der entdeckten Cannabinoid-Rezeptoren sicher sein. Diesen ersten entdeckten körpereigenen Cannabis-Wirkstoff nannte die Forschergruppe **Anandamid (**wissenschaftlicher Name: Arachidonylethanolamid). *Ananda* kommt aus dem altindischen Sanskrit und bedeutet so viel wie Glückseligkeit. Anandamid bezeichnet also das »Amid der Glückseligkeit«. **Arachidonylethanolamid** ist, wie der chemische Name schon sagt, ein Derivat der Arachidonsäure, einer Fettsäure innerhalb der Zellmembranen, und besetzt in der Hauptsache CB1-Rezeptoren (vgl. Seite 53).

1993 wurden zwei weitere Anandamide, die Endocannabinoide **Homo-Gamma-Linolenylethanolamid** und **Docosatetraenylethanolamid**, entdeckt. 1995 konnte die israelische Forschergruppe um Raphael Mechoulam ein viertes Endocannabinoid, **2-Arachidonylglycerol (2-AG)**, nachweisen. 2-AG stimuliert neben den CB1-Rezeptoren auch die Rezeptoren der CB2-Gruppe. Außerhalb des menschlichen oder tierischen Körpers wurden Anandamide interessanterweise in der Bohne der Kakaopflanze (*Theobroma cacao*) sowie in dem aus *Vitis vinifera* gewonnenen Rotwein nachgewiesen.

2002 stellten Wilson et al. zusätzlich die These und Vermutung auf, es könnte einen **CB3-Rezeptor** geben – als solcher gilt seitdem der seit 1999 nachgewiesene **GPR55-Rezeptor** (G Protein-Coupled Receptor 55).

Das Endocannabinoid-System im Detail

Das Endocannabinoid-System, kurz ECS, besteht aus drei Komponenten:

1. den Cannabinoidrezeptoren
2. den Endocannabinoiden
3. speziellen Proteinen, die an der Herstellung bzw. dem Abbau der Endocannabinoide beteiligt sind.

Schauen wir uns die beiden wichtigsten Cannabinoidrezeptoren an: CB1 und CB2. Zu Beginn der Forschungen nahmen die Wissenschaftler an, der **CB1-Rezeptor** komme ausschließlich im Hirn vor, was sich jedoch als falsch erwies. Der CB1-Rezeptor ist in einer Vielzahl von Organen und Körperzonen zu finden, zum Beispiel in den Immunzellen, im peripheren Nervensystem, im Urogenitaltrakt, im Magen-Darm-Bereich, im Hoden, in Blutgefäßen, im Herzen und in der Milz, vor allem aber im Gehirn. Dort findet man ihn als einen der häufigsten Rezeptoren vor allem im **Hippocampus** und den **Basalganglien** sowie in Hirnregionen, die für Sinneswahrnehmungen, Kognition und andere Funktionen zuständig sind. Eine Aktivierung dieser Rezeptoren führt zu einer gesteigerten Sinneswahrnehmung; Farben werden intensiver wahrgenommen, Musik wird anders rezipiert, Speisen und Getränke schmecken intensiver etc.

Im Hirnstamm, der für die Regulierung von Herzaktivität und Atmung zuständig ist, kommt CB1 hingegen nicht vor. Wir können davon ausgehen, dass aus diesem Grund keine tödliche Überdosierung mit Cannabinoiden möglich ist. CB1 hat protektive Eigenschaften, weil es im zentralen Nervensystem die Aktivität von Neurotransmittern (den körpereigenen Botenstoffen) reguliert. Die CB1-Rezeptoren befinden sich an den Enden der Nervenzellen und hemmen jegliche übermäßige Aktivität dieser Botenstoffe, wie zum Beispiel Dopamin, Norepinephrin (Noradrenalin), Glutamat, Serotonin etc., was zu den regulierenden Wirkungen führt. Beispiele für solche **regulativen Mechanismen** sind Schmerzlinderung, Verminderung von Übelkeit und Erbrechen, Regulation der Muskelaktivität (vorteilhaft bei Spastiken, Epilepsie usw.) und die Linderung von psychischen Leiden (Angstzuständen, Depressionen, Unruhezuständen, Hyperaktivität etc.).

CB2-Rezeptoren sind ebenfalls verteilt über das zentrale Nervensystem (sie wurden u.a. auf den Immunzellen weißer Blutkörperchen und der Milz gefunden), kommen jedoch in geringerer Zahl vor als CB1. Cannabinoid-2-Rezeptoren finden sich in größerer Anzahl an den sogenannten Mikroglia-Zellen, die immunologische Funktionen erfüllen, also das körpereigene Verteidigungssystem darstellen. Das System der CB2-Rezeptoren hat damit direkt Anteil an den Schutzmechanismen der Immunabwehr.

Betrachten wir die körpereigenen Cannabinoide oder Cannabinoid-Analoga (Analoga sind ähnliche Moleküle oder Substanzen, die eine ähnliche Pharmakologie oder Rezeptorenaffinität aufweisen). Die vier bekannteren hatten wir im Abschnitt zur Geschichte der Endocannabinoid-Erforschung bereits vorgestellt

:w Arachidonylethanolamid (20:4, n-6)
w Homo-Gamma-Linolenylethanolamid (Anandamid (20:3, n-6))
w Docosatetraenylethanolamid (Anandamid (22:4, n-6)
w 2-Arachidonylglycerol (2-AG)

Bei der Zahlenkombination in Klammern handelt es sich um eine 1994 von Raphael Mechoulam eingeführte nomenklatorische Definition, nach der die erste Zahl für die Quantität der Kohlenstoffatome und die zweite für die der Doppelbindungen steht.

Bis heute sind etwa 200 strukturell ähnliche Verbindungen nachgewiesen worden, zum Beispiel Arachidonoylglycin, Arachidonoylserin, Oleoylethanolamid, Oleoylserin, Palmitoylethanolamid, Stearoylethanolamid usw. Das System der endogenen Cannabinoide ist enorm umfangreich. Diese Endocannabinoide sind nicht nur mit den CB1-, CB2- und den CB3-Rezeptoren (den 1999 entdeckten GPR55-Rezeptoren), sondern auch mit Vanilloid-Rezeptoren und weiteren assoziiert.

Als letztes werfen wir der Vollständigkeit halber einen Blick auf die Proteine, die im Körper für die Produktion und den Abbau von Endocannabinoiden zuständig sind.

Die Proteine, die für die Biosynthese von endogenen Cannabinoiden verantwortlich sind, heißen

- N-Acyltransferase (NAT)
- N-Acylphosphatidylethanolamin-spezifische Phospholipase (NAPE-PLD)
- Diacylglycerol-Lipase (DAGL)

Die Biosynthese von endogenen Molekülen ist im Detail ein Thema für Fachleute. Ihre genaue Beschreibung würde den Rahmen, der hier zur Verfügung steht, bei Weitem sprengen. Wichtig ist nur zu wissen, dass manche speziellen Proteine mittels chemischer Vorstufen (das können verschiedene Moleküle sein) die körpereigenen Wirkstoffe produzieren, wogegen andere den Abbau der Substanzen bewerkstelligen. Das Protein, das beispielsweise für den Abbau von Anandamid zuständig ist, nennt sich **Fettsäureamidhydrolase (FAAH)** und dasjenige, das 2-AG abbaut, heißt **Monoacylglycerollipase (MAGL)**.

Die Funktionen des Endocannabinoid-Systems

Die zahlreichen regulierenden Effekte, die vom ECS ausgehen, gliedern sich in die Funktionen, die sich im Gehirn abspielen, und in die Funktionen, die in anderen Organen wichtige Vorgänge triggern oder hemmen.

Im **Gehirn** hat das ECS unter anderem Anteil an psychischen Faktoren wie unserem Wohlbefinden, aber auch an Angst und Depressionen, an Lernprozessen, am Gedächtnis, an der Kognition und kognitiven Fähigkeiten, an der Motivationsfähigkeit sowie am Vergessenkönnen traumatischer Begebenheiten oder unschöner Augenblicke. Die Funktionen des ECS **in anderen Organen** umfassen Effekte auf das Herz-Kreislaufsystem, die Haut, das Immunsystem, das Knochengerüst, die Leber, den Magen-Darm-Bereich, die Muskulatur und den Urogenitaltrakt.

Das ECS kann von den diversen Molekülen aktiviert oder auch gehemmt werden, was sich natürlich unterschiedlich auf den Körper und potenzielle Erkrankungen auswirkt. So begünstigt eine Aktivierung des CB1-Rezeptors zum Beispiel entzündliche Prozesse innerhalb des Herz-Kreislauf-Systems sowie eine Verkalkung der Blutgefäße, während eine Aktivierung des CB2-Rezeptors beidem entgegenwirkt. Cannabinoide können unterschiedliche Affinitäten zu den Cannabinoid-Rezeptoren aufweisen. Einige aktivieren nur CB1, andere nur CB2 und manche, wie beispielsweise Tetrahydrocannabinol (THC), aktivieren sowohl CB1 als auch CB2. Dieses

Wissen ist für die pharmazeutische und medizinische Forschung sehr wichtig, weil die spezifische Aktivierung der Cannabinoid-Rezeptoren bei vielen Krankheiten hilfreich sein kann.

Die Forschung ist, was das ECS angeht, nach wie vor in vollem Gange. So wurde unter anderem festgestellt, dass körpereigene Cannabinoid-Analoga maßgeblich das normal funktionierende **Immunsystem** beeinflussen und dass das ECS eine enorm große Rolle bei der Regulation und den Funktionen des **Magen-Darm-Trakts** spielt. Weiterhin ist bekannt, dass sich im Falle einer Erkrankung de**r Leber** dort vermehrt Cannabinoid-Rezeptoren bilden. Das Endocannabinoid-System ist überdies am **Knochenwachstum** und an der normalen Funktion der **Haut** – die Knochen- und Hautzellen selbst produzieren sogar Endocannabinoide! – sowie an der Bildung von **Muskelfasern** in hohem Maße beteiligt. Eventuell ist das ECS auch an den menschlichen Sexualfunktionen wie auch an Phasen der Schwangerschaft beteiligt, weitere Forschungen hinerzu stehen noch aus.

Die vielfältigen und lebenswichtigen Funktionen, die das Endocannabinoid-System für unseren Körper hat, werden uns in Zukunft, wenn mehr geforscht worden ist, sicher noch einige Aha-Effekte bescheren. Bereits jetzt ist aber klar, dass wir ohne diese körpereigenen Cannabinoide nicht leben könnten; zu viele regulative Effekte gehen von den Rezeptorensystemen und den Molekülen aus. Versuche, Mäusen durch gezielte Züchtung das ECS zu entfernen, haben ergeben, dass die Tiere ohne dieses System nicht lebensfähig sind.

Es ist erstaunlich, dass unser Körper so viele Endocannabinoide produziert, wo andere körpereigene Stoffe schon in deutlich geringerer Zahl auszureichen scheinen. Auch dies könnte man als Zeichen dafür deuten, wie unfassbar essentiell diese Stoffe für uns sind. Jedenfalls verdeutlicht die Wissenschaft, wieso von außen zugeführte Cannabinoide so hilfreiche Dienste leisten können, wenn es darum geht, unsere Gesundheit zu erhalten oder wiederherzustellen. Obwohl wir schon jetzt wissen, wie wertvoll Cannabis als Medikament für uns ist, wird sich das Puzzle künftig sicher vervollständigen und wir werden noch besser verstehen, wie ungemein wichtig diese Substanzen für uns alle sind.

Stoffkunde Cannabidiol (CBD)

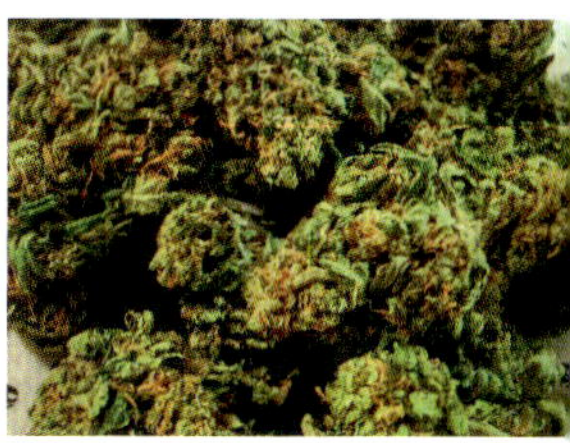
CBD-Gras

Die Hanfpflanze bringt so manchen wertvollen Wirkstoff hervor. Allein über hundert Cannabinoide wurden bislang in den diversen Arten und Strains nachgewiesen und beschrieben (wobei von diesen eine ganze Reihe nicht natürlich in den Pflanzen vorkommt, sondern durch menschliche Einflussnahme entsteht, nämlich erst während der chemischen Analyse der Cannabinoide). Viele von ihnen – möglicherweise alle – haben einen heilkräftigen Nutzen und können potenziell in der Heilkunde zur Anwendung kommen. Die bislang am besten erforschten Cannabinoide sind jene vom THC-Typ, unter denen das Delta-9-THC maßgeblich für die psychoaktiven Effekte des Cannabis mitverantwortlich ist. Ein weiterer populärer Stoff der Cannabispflanze ist Cannabidiol (CBD) bzw. die Cannabinoide vom Typ CBD. Um CBD entwickelt sich zurzeit ein regelrechter Hype, und das nicht ohne Grund. Denn der Stoff hat ein großes medizinisches Potenzial und dabei keine berauschenden Eigenschaften.

Zur Erklärung: Was ist CBD?

Cannabidiol (CBD) ist dasjenige Cannabinoid, das im Nutzhanf am häufigsten vorkommt. Aber auch in den psychoaktiven Arten und Sorten ist es zu finden, und zwar in vielen Fällen als zweithäufigstes Cannabinoid nach dem Tetrahydrocannabinol (THC). CBD induziert keine psychoaktiven Effekte; im Gegenteil, es kann der berauschenden Wirkung von THC sogar entgegenwirken. Der medizinische Nutzen von CBD ist von großem Interesse, wobei die Forschungen in dieser Hinsicht gerade erst beginnen.

Viele Erkenntnisse oder Rückschlüsse zu CBD beziehen sich derzeit lediglich auf die Grundlagenforschung und auf Erfahrungsberichte von Patienten. Im Rahmen der Grundlagenforschung sind dies Studien, deren Ergebnisse meist im Tier- oder Zellversuch gewonnen wurden, woraus sich nicht unbedingt eine Übertragbarkeit auf den Menschen ergibt. Man darf davon ausgehen, dass CBD (wie auch andere Cannabinoide) ein Stoff mit gutem Potenzial ist. Cannabidiol ist in Deutschland, Österreich und der Schweiz legal. Entsprechende Präparate (siehe unten) dürfen erworben, besessen und mitgeführt werden.

Der medizinische Nutzen von Cannabidiol

Wie gesagt, ist der potenzielle Nutzen, der für uns eines Tages möglicherweise von Interesse sein wird, vermutlich deutlich höher, als der bisherige Stand der definitiven Kenntnis es vermuten lässt. Wir wissen heute, dass CBD bei Angststörungen, Abhängigkeit von Nikotin, Cannabis und Opiaten bzw. Opioiden, Bewegungsstörungen, Entzündungen, Epilepsie, Erbrechen, schizophrenen Psychosen, Schmerzen sowie als Appetithemmer hilfreich sein kann.

Zu den potenziellen medizinischen Effekten, deren Erforschung sich bislang meist auf die Grundlagen beschränkt und die deshalb nicht einfach auf den Menschen übertragen werden können, hat Franjo Grotenhermen eine Publikation vorgelegt (Grotenhermen 2017). Immerhin könnte es sein, dass CBD mit seinen heilkräftigen Qualitäten auch für den Menschen bei Krebs (als Krebshemmer), Diabetes, Durchblutungsstörungen, Nervenleiden, Alzheimer, Morbus Parkinson, Hepatitis, Schädigungen von Gehirn und Leber, Hauterkrankungen, Allergien, Malaria und anderen Krankheiten und Leiden wirksam ist.

Interessanterweise wirkt die Pharmakologie von CBD den psychoaktiven Effekten (und auch einigen körperlichen Wirkungen) von THC entgegen. Manche niederländischen Coffeeshops halten daher ein CBD-Spray oder ein anderes schnell wirksames CBD-Präparat bereit, um allenfalls zu stark berauschten Cannabiskonsumenten zu helfen, ihre Überdosis abzumildern. Gerade in Zeiten der hochpotenten BHO-Extrakte ist das eine wirklich gute Idee. Es wird sogar berichtet, dass CBD helfen kann, das Entzugssyndrom bei THC-Abhängigkeit (und anderen Abhängigkeiten, siehe oben) zu überwinden.

Was ist eigentlich CBDA?

Immer wieder ist im Zusammenhang mit Cannabidiol auch von der Substanz CBDA die Rede. Bei diesem Molekül handelt es sich um die Säureform des CBD, wobei das A für das englische *acid* steht. Im internationalen Gebrauch hat es sich durchgesetzt, die englische Abkürzung für das Cannabinoid zu verwenden, obwohl wir im deutschsprachigen Raum auch von CBDS sprechen könnten (wie bei der Abkürzung DNA, die wir im Deutschen DNS nennen können = Desoxyribonukleinsäure).

Cannabidiolsäure, also CBDA, hat selbst heilkräftige Eigenschaften, die allerdings nicht mit denen des phenolischen CBD identisch sind. So kann CBDA Übelkeit und Erbrechen lindern und ist ein Krebshemmer, der die Ausbreitung von Brustkrebs unterbindet. Daneben vermindert CBDA Darmkontraktionen, was ebenfalls medizinisch nutzbar sein kann. CBD selber ist jedoch weitaus effektiver als seine Säureform. CBDA liegt vor allem in frischem Pflanzenmaterial vor – so wie auch THCA, die THC-Säure. Beide wandeln sich beim Trocknen und Erhitzen durch Decarboxylierung in die phenolischen Formen um.

Exkurs: CBD gegen Schlafprobleme

Interessant ist, dass verschiedene Menschen die Wirksamkeit von CBD (wie übrigens auch von THC) gegensätzlich erleben. Während die einen von CBD angeregt und eher wacher werden (wie eine klinische Studie mit 15 Milligramm CBD zeigte), neigen andere dazu, nach der Einnahme von CBD gut ein- und durchschlafen zu können, wobei die Dosierung eine Rolle zu spielen scheint (niedrige Dosen scheinen eher anregend, hohe eher beruhigend zu wirken, eine Eigenschaft, die wir übrigens vom Kratom her kennen). Das verhält sich auch mit der generellen psychischen Wirkung des CBD so. Die einen verspüren unabhängig von der Dosis keinerlei psychischen Effekte, während andere den Stoff für beruhigend halten.

CBD bei Schlafstörungen In meinem Umfeld sind mir zwei Personen bekannt, die einander nicht kennen und das genau gleiche Problem haben. Sie schlafen nach dem Zubettgehen gut ein, erwachen dann aber nach zwei bis drei Stunden und können nicht mehr einschlafen. Das Problem ist bei beiden Männern eine »Altlast« – einer schleppt es seit Jahren, der andere seit Monaten mit sich herum. Nach der Einnahme von CBD in einer minimalen Dosierung von 15 Milligramm – jeweils vor dem Zubettgehen bei sublingualer Einnahme eines öligen Extrakts bzw. Dosieraerosols (Spray) – gelang es beiden, die Schlafstörungen zu überwinden.

Wie weiter oben beschrieben, kann CBD jedoch auch eher aufhellend wirken. Diese Fallbeispiele zeigen, wie vielschichtig die pharmakologische Wirkung eines Stoffes sein kann – und wie wenig wir, trotz intensiver wissenschaftlicher Forschungen, im Grunde noch über die Zusammenhänge wissen.

Gibt es auch Nebenwirkungen?

Erstaunlicherweise hat der so heilkräftige Cannabiswirkstoff CBD nur sehr wenige Nebenwirkungen, falls er überhaupt welche induziert. Die Resultate einer Studie an Zellen weisen darauf hin, dass CBD eine Reduktion der Plazentaschutzfunktion während der Schwangerschaft verursachen kann. Außerdem vermindert CBD offenbar das Gedächtnis von Zebrafischen. Das fand man in Brasilien heraus. Ob diese Erkenntnis auch für Menschen relevant ist, kann noch niemand sagen. Im Rahmen von klinischen Studien wurde Derartiges jedenfalls bis heute noch nicht festgestellt.

Was die Wechselwirkungen mit anderen Pharmaka angeht, so sollte man bei Einnahme großer Dosierungen CBD vorausschauend und mit Bedacht handeln. Im Zweifel ist es ratsam, vorher mit dem Arzt zu sprechen, auch wenn dieser sich mit Cannabinoiden nicht auskennt (denn er sollte bei seinem Beruf in der Lage sein, sich in die Thematik zumindest einzulesen).

Es gibt Medikamente, deren Abbau in der Leber durch CBD verlangsamt wird (weil Cannabidiol bestimmte Leberenzyme hemmt), zum Beispiel **Diclofenac** (ein häufig eingesetztes Schmerz- und Entzündungsmittel, Handelsname Voltaren), **Warfarin** (Blutgerinnungsmittel), die Antiepileptika **Clobazam** und **Risperidon** sowie die Säurehemmer **Pantoprazol** und **Ondansetron.** Wer diese Mittel einnimmt, sollte vor Gebrauch großer CBD-Mengen unbedingt den Arzt konsultieren.

Cannabidiol-Strains: Gras mit CBD?

Wie weiter oben schon erklärt, ist CBD auch in vielen Strains des sogenannten Rauschhanfs oft als zweithäufigstes Cannabinoid anwesend. Uns interessiert in diesem Zusammenhang, welche Sorten besonders CBD-lastig sind bzw. welche Cannabis-Strains mehr Cannabidiol enthalten als THC. Da ist zum einen natürlich der Faserhanf, der nur bis 0,2 (0,3) Prozent THC enthält, dafür aber deutlich mehr CBD. Deshalb sind Faserhanfprodukte für Menschen, die sich mit CBD versorgen wollen, eine gute Wahl.

Es gibt aber auch eine immer größer werdende Zahl an Cannabis-Hybriden, die von den Züchtern und Samenbanken eigens gekreuzt und auf einen hohen CBD-Gehalt hin optimiert werden.

Die zurzeit bekannteste Sorte ist **Bediol** von der niederländischen Firma Bedrocan (Vertrieb: Fagron Farmaceuticals), die medizinisches Cannabis herstellt. Die von Bedrocan geführten Sorten, im Moment fünf an der Zahl, sind auch in Deutschland erhältlich; die Sorte Bediol enthält etwa 6,3 bis 6,5 Prozent THC und etwa 8 Prozent CBD. Eine erst seit Sommer 2018 erhältliche Sorte nennt sich **Bedrolite** und stellt quasi eine reine CBD-Sorte dar. Bedrolite enthält etwa 9 Prozent CBD bei weniger als einem Prozent THC. Cannabispatienten mit Ausnahmeerlaubnis, die vom CBD profitieren und auf die psychoaktive Wirkung des Cannabis komplett verzichten mögen, können zu Bedrolite greifen.

Mittlerweile gibt es von vielen Züchtern CBD-Sorten, zum Beispiel von Royal Queen Seeds, Paradise Seeds, Dutch Passion (alle Holland), Reggae Seeds (Spanien) und von den Spezialisten der CBD Crew, die neben weiteren Cannabidiol-Sorten die **CBD Medi Haze** (CBD: 8 Prozent, THC: 4 Prozent) und die **CBD Nordle** (CBD: knapp 9 Prozent, THC knapp 6,5 Prozent) im Programm führen. Noch weiter treiben es nur die Amis: Der High-CBD-Low-THC-Strain **Charlotte's Web** von den US-amerikanischen Breedern Stanley Brothers (Colorado) enthält etwa 20 Prozent CBD und weniger als 0,5 Prozent THC. Dieser Strain soll die derzeit CBD-reichste Sorte sein, die weltweit verfügbar ist.

Produktvielfalt: Bezugsquellen für Cannabidiol

Wer sich nicht mit der Pflege und dem Anbau von Cannabispflanzen befassen kann oder will, hat die Möglichkeit, auf eine immer größere Produktpalette von CBD-Präparaten zurückzugreifen. Nicht alle sind als »Heilmittel« deklariert, sondern aus rechtlichen Gründen als Nahrungsergänzungsmittel, Kosmetika oder schlicht als Extrakt. Der Inhalt dieser Produkte ist jedoch zumeist der gleiche: ein CBD-haltiger Faserhanfextrakt, der mit weniger als 0,3 Prozent THC-Gehalt auch hochdosiert keine psychoaktiven Wirkungen hervorruft.

Wer hat nun welche Produkte auf dem Markt? Schauen wir es uns in Form einer Auswahl an:
Die Firma **Hanf-Zeit** aus Steinheim (Westfalen) hat beispielsweise eine große Auswahl an CBD-Produkten, unter anderem CBD-Extrakte, CBD-Massageöle und eine Body Butter im Programm. Infos gibt es auf ihrer Website www.hanf-zeit.com.
Der Produzent **Endoca** mit Firmenzentralen in Kopenhagen und Los Angeles stellt ein hochwirksames, aber auch hochpreisiges CBD-Öl her, das in verschiedenen Ausführungen und mit unterschiedlichen CBD- und CBDA-Konzentrationen erhältlich ist. Die Produkte des Unternehmens, CBD-Öl, -Kapseln und -Zäpfchen, finden sich auf seiner Website www.endoca.com.
In Österreich gibt es das Unternehmen **Medihemp,** das eigenen Angaben zufolge eine CBD-Bioproduktion betreibt (www.medihemp.at). Die Firma **Medical Hemp** aus Berlin hat sich ebenfalls auf die Extraktion von Cannabidiol spezialisiert. Sie ist auf www.medicalhemp.com zu finden. Ein weiteres CBD-Öl ist außerdem von der niederländischen Firma **Cibdol** auf www.cibdol.com erhältlich.
Zu guter Letzt bietet die Firma **CBDepot.eu** unter derselben Webadresse verschiedene CBD-Produkte von hoher Qualität an.

Verzichten sollte man auf Bestellungen von No-Name-Produkten, die inzwischen auf diversen Webseiten angeboten werden. Hier wollen sich ein paar kapitalistisch motivierte Gauner einen schnellen Euro mit dem CBD-Hype verdienen und bieten teils fragwürdige Faserhanfextrakte an, deren Wirkstoffzusammensetzung, Herkunft und Effektivität eher zweifelhaft sind.

CBD-Extrakte selber herstellen

Wer sich ein wenig mit der Extraktion von Pflanzen auskennt oder sich in die Thematik einarbeiten will, der kann sich aus selbst besorgtem Faserhanf (den es beispielsweise bei Hanf-Zeit in verschiedenen Variationen gibt) einen Extrakt herstellen, den man zumindest mal probieren kann. Solche Extrakte können mit Lösungsmittel hergestellt werden, Stichwort BHO-Extraktion (Butan oder DMSO, Dimethylsulfoxid, sind dafür unter anderem gebräuchlich). Man kann aber genauso gut aus den Faserhanfblüten einen Olivenölextrakt oder eine Tinktur ansetzen oder eine Hanfbutter zubereiten, die man dann in der Küche verwendet. Kreativen und einfallsreichen Köpfen sind hier kaum Grenzen gesetzt. Man darf nur nicht vergessen: Aus Faserhanf gewonnene Extrakte sind keine reinen CBD-Extrakte, so wie auch psychoaktive BHO keine reinen THC-Konzentrate sind: Beide enthalten immer das Wirkstoffgemisch der jeweils extrahierten Pflanze.

Terpene im Cannabis

... und wie sie die Cannabinoidwirkung beeinflussen

In der Cannabispflanze kommen nicht nur Cannabinoide vor, sondern mannigfaltige andere Substanzen, zum Beispiel über 120 verschiedene Terpene, von denen einige lediglich in Spuren im Hanf nachzuweisen sind, andere dagegen deutlich höher konzentriert. Terpene sind Moleküle, die für viele bekannte Aromen verantwortlich sind, zum Beispiel beim Cannabis, aber auch bei unseren Küchengewürzen, bei den bekannten Baumharzen (man denke an *Terpen*tin!) und vielen Blumen.

Terpene kommen in den verschiedensten Gewächsen vor. Mit der Ausbildung von Aromen und bestimmten olfaktorischen Charakteristika ist die Aufgabe der Terpene allerdings nicht erfüllt. Denn Terpene haben auch pharmakologische Eigenschaften, zum Teil erheblich psychoaktive, mitunter medizinische. Einige dieser Stoffe können zudem die Aufnahmefähigkeit unserer Rezeptoren gegenüber Cannabinoiden, insbesondere THC, beeinflussen. Sehen wir uns also die wichtigsten Terpene an, die im Cannabis vorkommen.

Terpene im Cannabis (Auswahl)

Borneol	delta-3-Caren	Ocimen	Sabinen
Camphen	Limonen	Phellandren	Terpinen
Caryophyllen (Humulen)	Linalool	Pinen	Terpinolen
Cineol	Myrcen	Pulegon	Trans-Ocimen

Myrcen ist eines der häufigsten Terpene in der Cannabispflanze. Das Monoterpen entfaltet nussige, erdige, aber auch zitrusartige Aromen und hat diverse pharmakologische Eigenschaften. So wirkt es antirheumatisch, antibiotisch und schmerzstillend. Außerdem scheint Myrcen synergistisch mit THC zu reagieren; offenbar verstärkt das Terpen die Bioverfügbarkeit des Cannabinoids. So sagt man, etwa eine halbe Stunde vor dem Cannabisgenuss eine sehr reife Mango zu essen, bewirke aufgrund des hohen Myrcengehalts der Frucht ein stärkeres High. Myrcen kommt auch in der Kiefer, im Beifuß, Dill, Hopfen, Salbei und Kümmel sowie in vielen anderen Pflanzen vor.

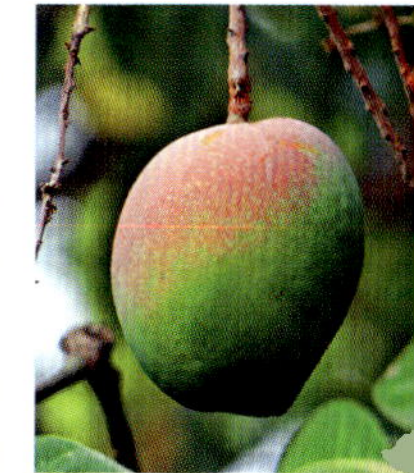
Mango-Frucht

Terpineol ist ein stark psychoaktives Terpen. Terpineol ist ein Downer par excellence, der besonders in schweren Cannabis-Sorten der Indica-Linie enthalten und für ihren sedierenden Effekt mitverantwortlich ist. Das Terpen riecht süßlich, nach Rosenblüte, Zitrus oder Flieder und ist deshalb beliebt für die Herstellung von Seife und Parfum. Terpineol kommt außerdem im ätherischen Öl von Salbei, Wacholder, Anis, Rosmarin, Majoran und anderen Pflanzen vor.

Borneol ist ebenfalls sedativ wirksam, es induziert allerdings nicht diesen Effekt des In-die-Couch-gedrückt-Werdens. Das Terpen riecht kampherartig-mentholig und kommt zum Beispiel im Wermut, im Koriander, Salbei, Muskat und Rosmarin vor. Aber auch in Cannabis, insbesondere in diversen Haze-Sorten, sorgt Borneol für beruhigende und stimulierende Effektivität.

Pinen ist ein wichtiges Terpen, das nicht nur im Hanf, sondern auch in Nadelgehölzen, im Salbei, in Rosmarin und vielen anderen Pflanzen vorkommt. Pinen ist Hauptbestandteil des Terpentins, medizinisch ist es als Antiseptikum und Expektorans wirksam; der Cannabisliebhaber kennt Pinen wiederum als typisches Aroma von Skunk-Sorten.

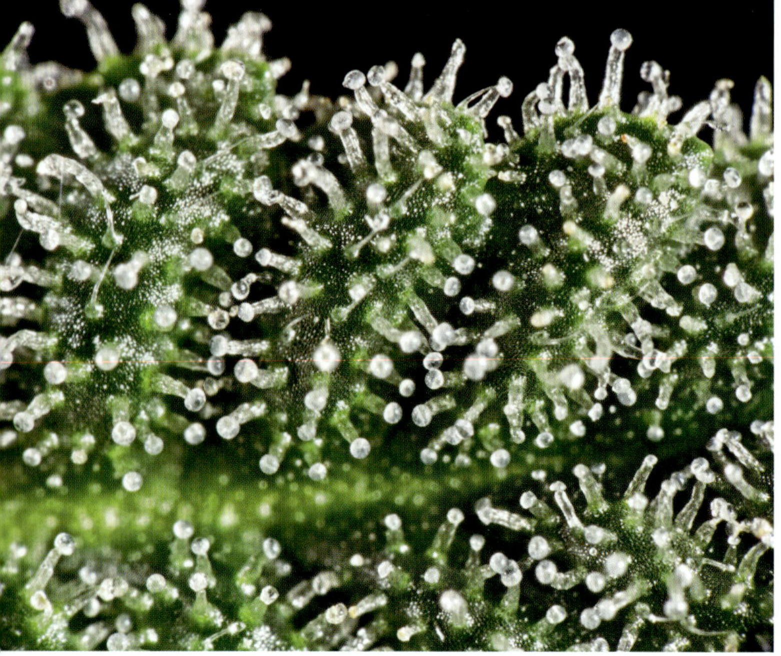

Terpene sind vor allem in den Trichomen zu finden.

Ebenfalls beruhigend und damit psychotrop ist das Terpen **Linalool.** Es riecht nach frischen Frühjahrsblühern und hat krebshemmende Eigenschaften. Linalool ist eines der typischen Weinaromen und kommt unter anderem im Hopfen, Zimt, Muskat, Ingwer, Basilikum und anderen Pflanzen vor.

Cineol duftet kampherartig-mentholig und kommt hauptsächlich im ätherischen Öl des Eukalyptus vor, in geringen Mengen auch in Cannabis. Das Terpen hat schmerzstillende und beruhigende Eigenschaften und ist gleichzeitig als leichtes Stimulans bekannt.

beta-Caryophyllen ist ein entzündungshemmendes Sesquiterpen, das in Cannabis, Pfeffer, Nelken, Kalmus, Oregano und anderen Pflanzen vorkommt. Caryophyllen ist es im übrigen unter anderem, auf das Drogenspürhunde abgerichtet werden, um Cannabisprodukte zu erschnüffeln.

Limonen ist ein Monoterpen, das unter anderem im ätherischen Öl des Dills, der Pfefferminze, der Muskatnuss, der Zitrone, des Baldrians und diverser Koniferen vorkommt. Limonen riecht zitrusartig-orangig, wird als Duftstoff und Lösungsmittel verwendet und ist ein Ausgangsstoff für die Synthese von halbsynthetisch hergestelltem THC (Dronabinol®).

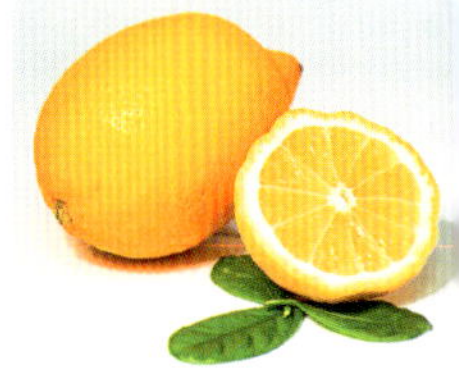

Zitronen enthalten das Terpen Limonen.

Sabinen ist ebenfalls ein Monoterpen, das außer in Cannabis auch im Majoran und Wacholder, in der Limette und im Kubebenpfeffer sowie in der Schafgarbe, dem Sadebaum und anderen Pflanzen vorkommt. Das hochgiftige Sabinen kommt in Cannabis zum Glück nur in sehr geringer Konzentration vor.

Ocimen ist ein Duftstoff, der auch als solcher industriell Verwendung findet. Das Terpen duftet zitrus- bis kieferartig und kommt unter anderem im ätherischen Öl des Lavendels, des Basilikums und der Tagetes-Arten (Studentenblumen) vor.

Die verschiedenen Terpene, wie oben erwähnt über 120 an der Zahl allein in der Cannabispflanze, sind – je nach Konzentration – maßgeblich für die verschiedenartigen Highs der diversen Cannabis-Strains und -Sorten mitverantwortlich. Verschiedene psychoaktive Effekte und die Unterschiede zwischen Indica- und Haze-Sorten sind zu einem großen Teil abhängig von der Zusammensetzung der Cannabinoide und Terpene und deren jeweiliger Konzentration. So liegen die stark sedierenden Wirkstoffkombinationen mit zum Beispiel höherem Terpineol-Anteil meist eher in Indica-Sorten vor, in typischen Kush- und Skunk-Strains beispielsweise. Das Gebiet der Terpene, gerade der psychoaktiven Vertreter, ist für die Forschung noch ein weites Feld. Insbesondere die Synergismen, die Terpene untereinander, aber auch mit anderen psychoaktiven Wirkstoffen erzeugen, dürften für die Psychoaktivaforschung von größtem Interesse sein.

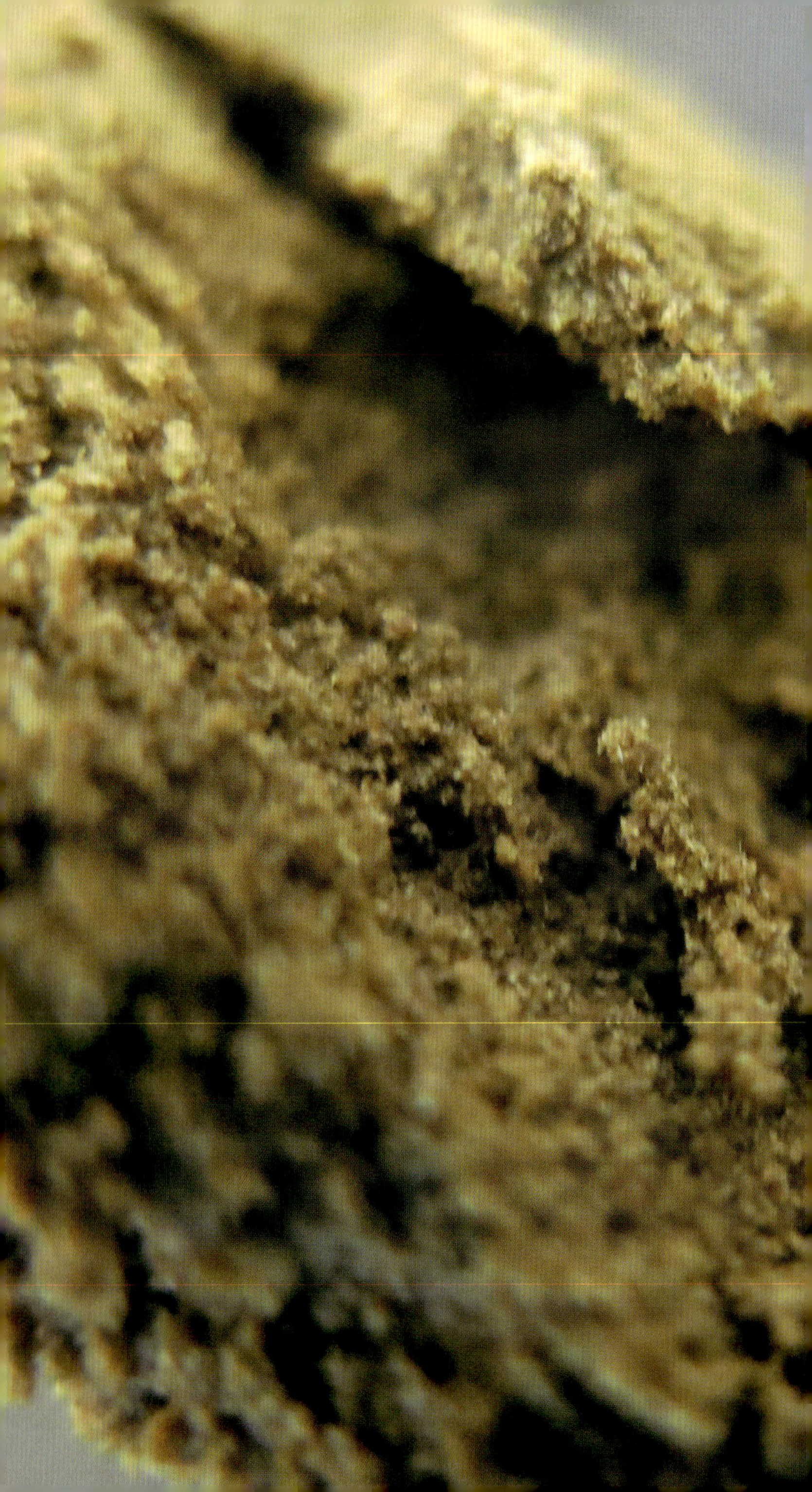

Verwendung von Cannabis

Haschisch, Liquid, BHO: Alles über Cannabis-Extrakte

Lösungsmittel, komplizierte Extraktoren, Hightech-Auszüge: Häufig gehen Hanffreunde davon aus, dass die Extraktion ihres Lieblingsgewächses ein aufwändiges, wissenschaftlich Gebildeten vorbehaltenes chemisches Verfahren sei, das nur unter Laborbedingungen durchgeführt werden kann. Dies ist ein Irrglaube, denn Extrakte aus Pflanzen und Pflanzenteilen sind in der Regel weder schwierig herzustellen, noch ist ihre Produktion Chemikern und Fachleuten vorbehalten.

Auszüge aus der Hanfpflanze oder aus Cannabis-Produkten sind in vielen Formen möglich – auch in solchen, die für Laien ganz einfach nachvollziehbar und gefahrlos in Eigenregie herzustellen sind. Es sind keine technischen Finessen notwendig, um ein wirksames Cannabis-Extrakt herzustellen, wenn man bereit ist, auf die modernen Produktionstechnologien zu verzichten, die es Anwendern erlauben, die zurzeit angesagten Konzentrate vom BHO-Typ (Butane Honey Oil / Butane Hash Oil) zu extrahieren. Wir betrachten im Folgenden, welche Extrakte es gibt und wie die einzelnen Extraktionsformen funktionieren.

Beginnen wir zunächst mit der Definition der Begriffe »Extrakt« und »Extraktion«. Das lateinische Verb *extrahere* bedeutet so viel wie »herausziehen, emporbringen«, das Nomen *extractum* »das Herausgezogene«. Im chemischen Sinne geht es darum, bestimmte Wirkstoffzusammensetzungen, einzelne Moleküle oder auch Naturprodukte, wie zum Beispiel Harze oder (ätherische) Öle, aus einem Trägermaterial herauszulösen.

Meist sind es pflanzliche, tierische oder mineralische Produkte, deren Inhaltsstoffe extrahiert werden. Hier interessiert uns vor allem die Hanfpflanze, die sehr häufig extrahiert wird. Das Verwenden von getrockneten Cannabisblüten, also von Weed, Marihuana oder Gras, stellt die einzige Methode dar, Cannabis in nicht extrahierter Form aufzunehmen. Bei allen anderen psychoaktiven Hanfprodukten steht vor dem Gebrauch die Extraktion.

Archaisch: Einfache Extraktion der Harze

Vielen ist es nicht bewusst: Auch Haschisch ist ein Cannabisextrakt – eines der einfachsten und urtümlichsten, weil hier die Trichome (das

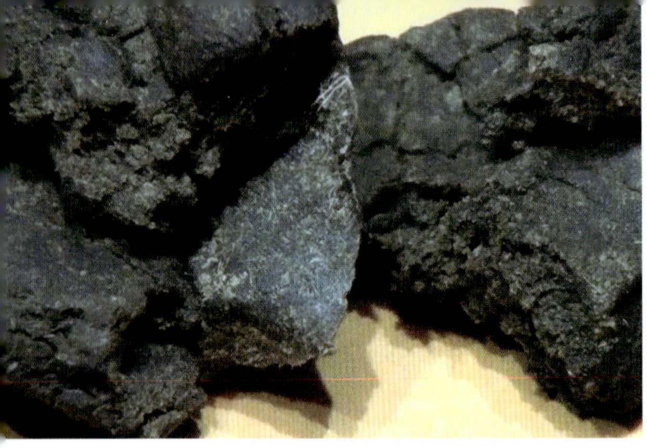

Ice-Hash

sind die cannabinoidhaltigen Harzdrüsen) der reifen Hanfpflanze von dem Gewächs (von Blüten und Blättern) abgetrennt werden. Dabei ist es egal, welche Methode der Haschisch-Herstellung man vorzieht – das rustikale Abreiben der Pflanzen, das Abklopfen, Sieben und Schütteln oder auch die moderneren Techniken der Gewinnung von Water- oder Ice-Hasch –, bei jeder handelt es sich um einen Extraktionsprozess. Schon das Mahlen von Marihuana in einem Grinder mit Skuff-Fach (unterstes Fach an manchen Grasmühlen, in die in der Regel nur die Trichome gelangen) ist eine simple Harzextraktion.

Der US-Grower Ed Rosenthal erklärt zum populären Thema der Herstellung von Water-Hash in seinem *Marijuana Growers Handbuch* Folgendes:

»Bei der Wassermethode wird das Cannabis mit Wasser und Eis angerührt, um damit die Drüsen vom Pflanzenmaterial zu trennen. Das Eis erfüllt einen doppelten Zweck: Es kühlt das Material, bis es spröde wird, so dass die Verbindung zwischen Drüsen und Pflanzen sich auflöst, und es wirkt als Rührwerk, das das Material abreibt. Nachdem das Pflanzenmaterial im Eiswasser gerührt wurde, muss sich das Wasser beruhigen, dann werden die Beutel getrennt. Die Filtrationsbeutel sind ähnlich den Sieben, die für die Herstellung von Kief benutzt werden. Sie filtern die Drüsen nach der Mikrongröße und trennen den Abfall vom Haschisch. Ein Mikron ist ein Millionstel von einem Meter oder 0,001 Millimeter. Das Material wird aufgefangen und schwebt im oberen Beutel, während die Drüsen, die schwer genug sind zu sinken, im unteren Beutel gesammelt werden. Nachdem das Wasserhasch getrocknet ist, ist es fertig zum Rauchen. Der Gesamtprozess dauert drei bis sechs Stunden. Einige gebrauchsfertige Systeme verwenden mehrere Beutel, die die Drüsen sortieren. Im Gegensatz zur Kief-Herstellung wird das Material in einem Schritt getrennt statt durch wiederholtes Sieben. Der Prozess funktioniert am besten, wenn das Material gefroren ist.«

Sonderfall: Saftextraktion aus Rohcannabis

Manche Cannabispatienten schwören auf rohe Cannabiszubereitungen, wie zum Beispiel den Press-Saft der rohen Pflanzen, der vorwiegend die Säureformen der Cannabinoide enthält, die sich im Produktionsprozess zur Herstellung von Marihuana durch Decarboxylierung (= Reaktion der Moleküle mit Sauerstoff) in ihre aktiven Formen umwandeln (THCA = THC-Säure wird zu THC, CBDA = CBD-Säure wird zu CBD usw.). Patienten, die diese Säureformen bevorzugen, trinken dann meist den Saft der frisch gepressten Cannabispflanzen. Dies kann ebenfalls als urtümliche Extraktion betrachtet werden, eben weil ein Element der Pflanze, in diesem Fall der Saft, aus dieser herausgelöst und von ihr abgetrennt wird.

Cannabis-Press-Saft

Klassiker: Fettextrakte

Cannabinoide sind lipophil, das heißt, sie lösen sich in Fetten (und auch in Alkohol, siehe folgenden Abschnitt). Deshalb ist auch das Ausziehen von Schnittresten, Hanfblättern, Gras und Haschisch in Butter, Margarine oder Öl eine geeignete Methode der Cannabis-Extraktion. Das Endresultat eines solchen Vorgangs ist eine psychoaktive Cannabisbutter, Cannabismargarine oder ein aktives Cannabisöl. Diese Produkte dienen dann in der Küche für die Zubereitung von psychotropen Lebensmitteln.

Um eine **Cannabisbutter** herzustellen, braucht es nicht viel: Man lässt das gemahlene Cannabis für etwa 15 Minuten in der flüssigen Butter auf 85 °C köcheln, seiht anschließend ab – und fertig ist die Cannabisbutter.

Es gibt auch Varianten, bei denen das Cannabismaterial zwölf Stunden lang in dem Fett belassen und so über einen längeren Zeitraum ausgezogen wird. Diese Methode ist jedoch nur für diejenigen geeignet, die einen besonders schonenden Auszug des Pflanzenmaterials wünschen, zum Beispiel, wenn sie es auf die Extraktion von Cannabidiol (CBD) abgesehen haben.

Will man einfach eine THC-haltige Butter, so genügen die 15 Minuten (manche Autoren empfehlen gar nur 5 bis 10 Minuten) bei 85 °C. Nach dem Abfiltern des Pflanzenmaterials kann die Butter portioniert und eingefroren und künftig wie normale Butter in der Küche verwendet werden. Vorsicht: Damit zubereitete Lebensmittel sind, je nach Potenz der Butter, psychoaktiv und nicht für jeden geeignet!

Cannabisbutter

Nicht für jeden gut: Alkoholische Extrakte

Das Gleiche gilt für jede Art von alkoholischen Auszügen. Mit Alkohol als Lösungsmittel werden die Cannabinoide und andere Wirkstoffe aus der Cannabispflanze ausgezogen, also extrahiert, und können in diesem Medium entsprechend lange gelagert werden, insbesondere wenn der Alkoholextrakt in einer dunklen Flasche (Braun- oder Grünglas) aufbewahrt wird.

Die Herstellung von alkoholischen Cannabis-Extrakten wurde bis vor wenigen Jahrzehnten noch in Lehrbüchern für Pharmazeuten und Apothekerhandbüchern beschrieben:

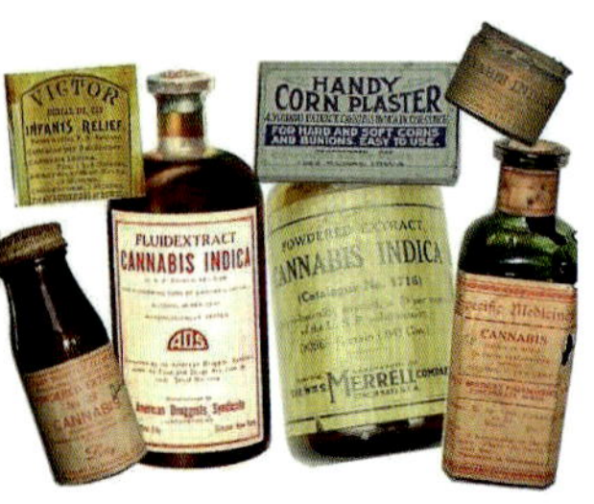

Cannabis-Extrakte aus der guten alten Zeit

Wie im *Ergänzungsbuch zum Deutschen Arzneibuch* (Stuttgart, Deutscher Apotheker-Verlag) von 1953 vermerkt, gibt man zur Herstellung eines Cannabis-Extrakts einen Teil pulverisierten Hanfkrauts, also Blüten und gegebenenfalls Blätter, auf fünf Teile Weingeist. Das Gemisch wird bei Zimmertemperatur für sechs Tage an dunklem Orte gelagert, es empfiehlt sich, das Gefäß jeden Tag mehrmals zu schütteln, um möglichst alle Stoffe aus dem Pflanzenmaterial zu lösen. Anschließend das Pflanzenmaterial noch auspressen. Den nun verbleibenden Rückstand reichern wir wiederum mit fünf Teilen Weingeist an und ziehen das Ganze abermals drei Tage lang aus. Zitat aus dem Apothekerbuch: »Beide Auszüge werden vereinigt, nach dem Absetzen filtriert und zu einem dicken Extrakt eingedampft. Indischhanfextrakt ist dunkelgrün, in Wasser unlöslich, löslich in Weingeist und Kollodium« (Seite 124). Als maximale Einzeldosis wird 0,1 Gramm angegeben, als maximale Tagesdosis 0,3 Gramm und als mittlere Einzeldosis (innerlich) 0,03 Gramm.

Auch eine Tinktur ist leicht und gefahrlos zuhause herzustellen und kann zum Beispiel von Cannabispatienten genutzt werden.

Für die Tinktur benötigen wir nur hochprozentigen Alkohol (38 bis 40 % vol.), Doppelkorn oder Wodka etwa, in den wir auf den halben Liter bis zu 80 Gramm Schnittreste bzw. ungefähr 25 bis 50 Gramm Marihuana oder 10 bis 20 Gramm Haschisch (je nach Potenz des Ausgangsmaterials) einlegen können. Das Ganze kommt in ein möglichst braunes und gut verschließbares Glasgefäß und wird für eine Woche im Kühlschrank aufbewahrt. Das Gefäß sollte mindestens dreimal täglich durchgeschüttelt werden. Nach Ablauf der Woche siebt man das Pflanzenmaterial aus dem Alkohol und hat die fertige Tinktur vorliegen, die nun in Pipettenfläschchen oder ähnliches abgefüllt werden kann.

Cannabis-Tinktur

Das Schweizer Apothekerbuch *Pharmacopoea Helvetica* hatte schon 1893 eine Rezeptur für eine »Indische Hanftinctur – Tinctura Cannabis indicae« in petto: Dafür sollen zwanzig Teile des indischen Hanfs mit sechs Teilen Weingeist versetzt und »in einen Percolator gebracht und mit Weingeist erschöpft« werden. »Das Gewicht des Percolates betrage hundert Teile. Klare, dunkelgrüne Flüssigkeit von eigentümlichem, betäubendem Geruche und schwach bitterem Geschmacke, mit gleichviel Wasser eine milchige Mischung gebend. Vorsichtig aufzubewahren«.

Spitzfindig: Extrakte auf Lecithinbasis

Es gibt Produkte, die die Herstellung eines gut wirksamen Cannabis-Extrakts ermöglichen und die lipophilen Cannabiswirkstoffe in eine wasserlösliche Form überführen, wie **Hula Solution** aus Österreich und **Lecithol** von einer Berliner Firma. Beide arbeiten mit Lecithin, um aus den Cannabiswirkstoffen eine Emulsion zu bilden, die dann wasserlöslich ist und in allen möglichen Speisen und anderen Formen für die orale Aufnahme verwendet werden kann.

Zur kurzen Erklärung: Es gibt Stoffe, die – vereinfacht ausgedrückt – die Wasserlöslichkeit von lipophilen Verbindungen erhöhen. Lecithin ist so ein Stoff, und auch Polysorbat 80 (ein Emulgator, der beispielsweise für die Herstellung von Speiseeis verwendet wird) eignet sich dafür. Beide Stoffe sind zusammen mit Ethanol und Sesamöl Zutaten des Produkts Lecithol, und auch Hula Solution arbeitet auf ähnliche Weise.

Um einen **Extrakt auf Lecithinbasis** herzustellen, benötigt man neben dem Cannabis eine hochprozentige Ansatz-Spirituose, zum Beispiel Alkohol aus der Apotheke, und Lecithin. Eine mögliche Rezeptur besteht aus Alkohol, Lecithin (z.B. Sojalecithin-Granulat oder flüssiges Lecithin aus der Apotheke oder dem Reformhaus) und einem Cannabisprodukt.

Ein Esslöffel Lecithin wird mit 50 Millilitern Alkohol vermischt. Am besten mindestens einen Tag lang warten, bis der hochprozentige Schnaps eine bernsteinfarbene Färbung angenommen hat. Dann etwa ein Gramm Gras in ungefähr 40 Millilitern der Lösung einlegen und das Ganze circa sieben Stunden (besser zwölf) stehen lassen. Anschließend das Cannabismaterial abfiltern, und der Extrakt ist fertig.

Manche verwenden statt des reinen Lecithins das Stärkungsmittel und Wellnessprodukt Vita Buerlecithin. Das enthält zwar neben dem Lecithin zusätzliche Inhaltsstoffe, trotzdem funktioniert die Methode damit genauso.

Hochmodern: Extraktion mit Extraktoren

Dann gibt es die hochprofessionellen Extraktoren, die mit Lösungsmitteln (meist Butan, Dimethylether u.a.) arbeiten und mit denen man superpotente BHO-Konzentrate, also Wax, Shatter, Budder und so weiter, aus Cannabis herstellen kann. Insbesondere Schnittreste und »Grow-Abfälle« können mit solchen Lösungsmittelextraktoren veredelt werden. Die Gerätschaften sind, trotz ihrer praktischen Nutzbarkeit und der Möglichkeit, aus vermeintlichen Abfällen das Letzte herauszuholen, relativ teuer und eher etwas für Menschen mit einem Faible für diese Technologie. Moderne Geräte dieser Art sind allerdings so konzipiert, dass sie ein einfaches Handling gewährleisten sollen. Das Prinzip: Gib oben einfach deine Knippreste und Blätter rein, dann kommt unten das flüssige Gold heraus. Aus Müll mach Öl – oder so ähnlich. Das klingt durchaus verlockend.

Allerdings birgt der Umgang mit diesen auf Lösungsmittelbasis arbeitenden Extraktoren auch einige reale Gefahren. Autorin Kathrin Gebhardt fasst die wichtigsten zusammen:

> »Die Extraktion mit Gas ist immer ein gefährlicher Prozess, daher ist es dringend notwendig, die Extraktion im Freien in einer gut belüfteten Umgebung, fern von Funken, Flammen und elektrischen Geräten durchzuführen. Dabei auf keinen Fall rauchen! Einige Pflanzen enthalten toxische Öle oder wurden evtl. mit Chemikalien besprüht, daher nur Kräuter aus sicheren Quellen verwenden, da sich im Öl sonst Verunreinigungen befinden könnten« (Grotenhermen, Berger & Gebhardt 2015, Seite 60).

Überdies sollte bei diesen Extraktoren peinlichst genau auf die Angaben in der Gebrauchsanweisung geachtet werden. Kathrin Gebhardt gibt Tipps zur Sicherheit:

> »Da Funken entstehen können, dürfen während der Extraktion keine elektronischen Geräte, wie z.B. Handys, Tablets etc., in der Nähe sein. Schutzbrille und Atemschutz tragen. Dämpfe sollen nicht eingeatmet werden. Keine lockeren Pullover, nur eng anliegende Kleidung tragen. Nie in der Nähe von Kindern verwenden« (ebd.).

Übrigens wird nicht nur die moderne BHO-Variante, sondern auch das originäre Haschischöl meist mit Hilfe von Lösungsmitteln (Chloroform, Naphta, Isopropylalkohol etc.) hergestellt.

Rudimentär: Extraktion mit der Hand und ohne Lösungsmittel

Alle, die keine Lust auf Lösungsmittel haben – immerhin ist unklar, ob sich mit allen derzeit erhältlichen Extraktionsgeräten tatsächlich komplett rückstandsfreie BHO produzieren lassen–, können auf eine Technik zurückgreifen, die erst vor wenigen Jahren aus den USA bekannt geworden ist. Die Rede ist von der sogenannten **Rosin-Technik,** bei der man die Cannabisharze mithilfe eines Glätteisens extrahiert.

Rosin-Technik

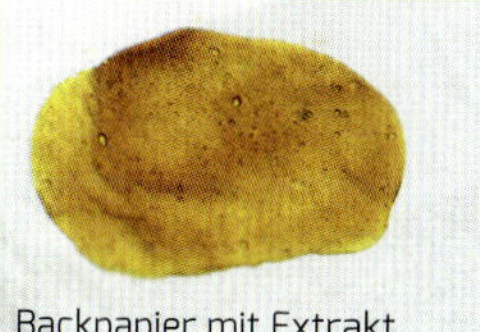
Backpapier mit Extrakt

Das Glätteisen sollte eine Temperaturregelung aufweisen und auf 150 Grad Celsius eingestellt werden. Das zu extrahierende Marihuana wird mit den Fingern zu einem Kügelchen gepresst und in ein gefaltetes Backpapier gelegt. Dieses wiederum kommt dann zwischen die Heizplatten des vorgeheizten Glätteisens. Schließlich drückt man das Glätteisen etwa 4–6 Sek. fest zusammen – und fertig ist das Konzentrat.

Wenn man das Backpapier aufklappt, kann man einen festen Gras-Chip entnehmen und sieht auf der Oberfläche des Backpapiers den öligen Extrakt, der regelrecht aus dem Marihuana »gemolken« wurde. Dieser lösungsmittelfreie Extrakt kann nun mit einer Rasierklinge oder Ähnlichem abgeschabt und in der Dabbing-Pfeife verwendet werden.

Das Gleiche funktioniert auch mit Haschisch, nur dass dieses nicht einfach in Backpapier gelegt werden darf, bevor man es mit dem Glätteisen bearbeitet. Der Grund: Das Haschisch würde sich mit dem ausgepressten Öl vermengen und könnte anschließend nicht separiert werden. Daher legt man das Haschisch, bevor es in das gefaltete Backpapier kommt, in ein Tuch aus Polyamid- oder Polyester-Mikronstoff (25 Mikron). Das gesamte Konstrukt wird nun mit dem Glätteisen unter Aufbringung ausreichenden Drucks regelrecht ausgestrichen. Das Hasch verbleibt dabei im Mikrontuch, und der ölige Extrakt haftet am Backpapier.

Wer über Gerätschaften wie eine T-Shirt- oder Olivenpresse verfügt, kann mit dieser Technik auch größere Mengen Cannabis extrahieren.

Und was ist mit Hanfsamenöl?

Hanfsamenöl wird, wie der Name schon verrät, aus den Samen des Hanfs kalt ausgepresst. Es ist nicht psychoaktiv, enthält aber essenzielle Fettsäuren und ist im Rahmen einer gesunden Ernährung hilfreich. Auch das ätherische Hanföl, das durch Destillation aus Marihuana und Hanfblättern hergestellt wird, kommt hier nicht weiter zur Sprache.

Fazit

Nur die Extraktion mit den diversen Lösungsmittelextraktoren ist eine potenziell gefährliche Angelegenheit (obgleich diese Geräte mittlerweile so gut entwickelt sind, dass bei sachgemäßem Gebrauch nichts passieren sollte). Nur hier muss man besondere Sicherheitshinweise und Verhaltensregeln beachten; alle anderen Methoden sind in der Handhabung relativ sicher und im Prinzip ohne akute Risiken (es sei denn, jemand stellt sich im Umgang mit dem Herd oder dem Glätteisen ungeschickt an). Alle beschriebenen Methoden haben wirksame Extrakte zum Ergebnis. Einzig die Verwendung des Press-Saftes von rohem Cannabis verspricht keine hohe psychoaktive Effektivität, hat wohl aber medizinische Qualitäten, sonst wäre die Praxis des Rohsaft-Extrakts wohl kaum bei so vielen beliebt.

Die Möglichkeiten, Cannabis zu extrahieren, sind zahlreich. Wir haben hier die gängigsten Methoden besprochen, die man auf eigene Faust zuhause und mit einfachen Mitteln bzw. Geräten durchführen kann. Ich habe darauf verzichtet, auf das chemische Grundlagenwissen rund um die Extraktion von Pflanzenwirkstoffen einzugehen (beispielsweise auf gefährliche offene Extraktionen, wie die Wasserdampfextraktion, oder Extraktionen mit Lösemittelrückgewinnung, z.B. mit Liebigkühler etc.).

Tipp: Cannabis vorher aktivieren!

Wenn man sein Marihuana vor der Extraktion im Backofen aktiviert, ist es anschließend deutlich potenter. Wie erwähnt liegen in frischem Cannabis, aber auch in feuchterem Marihuana bestimmte Cannabinoidanteile in ihren Säureformen vor, die nicht psychoaktiv wirksam sind. Legt man noch nicht komplett getrocknetes Gras für etwa 5 Minuten bei 190 °C oder frisches Gras für 15 bis 20 Minuten bei 150 bis 160 °C in den Backofen, werden durch die sogenannte **Decarboxylierung** (siehe oben) einige Anteile der Säureformen in ihre aktiven Formen überführt. Das Marihuana wirkt dann stärker. Aber Vorsicht: Die Aktivierung von Cannabis mittels Hitze ist eine Wissenschaft für sich. Wer sich dafür interessiert, sollte entsprechende Quellen konsultieren, um nicht womöglich sein wertvolles Material zu zerstören. Franjo Grotenhermen hat für das *Hanf Journal* einen Artikel verfasst, der sich ausschließlich mit diesem Thema auseinandersetzt (zu finden unter: bit.ly/1QKYo6v).

Bei der Cannabis-Aktivierung kommt es insbesondere darauf an, wie frisch oder wie trocken das Marihuana ist. Je frischer die Pflanzenteile, desto mehr Säureformen enthalten sie und desto länger dürfen sie im Ofen aktiviert werden. Je trockener das Gras ist, desto kürzer sollte es also im Ofen erhitzt werden. In trockenem Marihuana liegen weniger Cannabinoidanteile in Säureform vor, so dass man hier keine längere Aktivierung vornehmen muss. Im Zweifel gilt bei gut getrocknetem Weed: Lieber auf die Behandlung im Ofen verzichten. Zu lange erhitztes Cannabis hat zur Folge, dass das THC in Cannabinol (CBN) überführt wird, was zu einem erheblichen Potenzverlust des Marihuanas führt.

ABC des Dabbings

Die Fach- und Slangsprache der BHO-Welt

Mittlerweile ist die Konsumform des Dabbings oder Dabbens, wie man auf Deutsch auch sagen kann, nun wirklich nichts Neues mehr. Seit etwa zehn Jahren genießen Dabber, vor allem in den USA sowie in Mittel- und Südeuropa, ihre potenten Cannabisextrakte mithilfe von speziellen Pfeifen und anderen Paraphernalien. In der Szene hat sich mit der Zeit ein eigener Slang entwickelt, eine Art Fachsprache, die Ausdrücke umfasst, die bei konventionellen Kiffern vor Aufkommen des Dabbens kaum bekannt waren. Wir unternehmen hier einen ersten Versuch, ein Dabber-ABC aufzustellen. Es erfasst die Begriffe, die in der Szene verwendet werden, ebenso wie kurze Erklärungen zu den Rauch- und Verdampfungsgeräten und anderen Hilfsmitteln.

710 Erkennungsmerkmal der Dabber in Form von vereinfachter »Zahlensymbolik«. Dreht man die Zahl 710 auf den Kopf, ergibt sich das Wort OIL (zu Deutsch Öl).

Absolute Extrakte → *BHO-Konzentrate,* die nach Durchführung einer Zweifachextraktion (→ *Dual Extraction Method*) und → *Winterization* als ganz besonders rein gelten dürfen.

BHO Abkürzung für Butane Honey Oil bzw. Butane Hash Oil. Sammelbegriff für Cannabiskonzentrate, die mithilfe des Lösungsmittels Butan aus Marihuana und/oder Haschisch sowie zuweilen aus Ernteresten hergestellt werden und Cannabinoidkonzentrationen (insbesondere THC) von bis zu über 70 Prozent aufweisen.

Blasting Bezeichnet das Einfüllen von gasförmigem Lösungsmittel → *Butan,* → *DME* o.ä. in den → *Extraktor.*

Budder / Budda BHO-Cannabisextrakt mit cremiger Konsistenz. Die Cremigkeit dieser BHO-Variante entsteht durch kontinuierliches Rühren des noch flüssigen Extrakts nach dem Extraktionsprozess.

Butan-Gas (das klassische Feuerzeuggas), das als Lösungsmittel zum Extrahieren der Cannabiswirkstoffe verwendet wird. Zum Beispiel mit einem → *Honey Bee Extraktor.*

Carb Cap Metallhaube zur Abdichtung von Domeless-Nägeln (siehe → *Dome,* → *Domeless Nail* und → *Nagel*), die einen übermäßigen Luftfluss unterbindet und das Dabben bei niedrigeren Temperaturen möglich macht. Damit wichtiges Hilfsmittel fürs → *Low Temp Dabbing.*

Dab, der Konsumeinheit des Dabbers. Die Menge, die für mindestens einen Zug oder Hit genügt, wird in der Dabbingszene Dab genannt.

Dabben, das (dabben, *dabbing,* von engl.: *to dab* = tupfen) Verdampfen bzw. Dampfinhalation von BHO-Konzentraten und ähnlichem Material mithilfe spezieller Dabbing-Paraphernalien. Siehe hierzu → *Oil Pipes* und → *Oil Rigs.*

Dabber, der 1. Person, die Cannabisextrakte mithilfe spezieller → Oil Pipes, → Oil Rigs und ähnlichem verdampft. **2.** → Nadel, die beim Dabbing zum Auftragen des → BHO auf den → Nagel verwendet wird. Wird im Englischen auch *iron* (Eisen), *needle* (Nadel), *pick* (Pickel) und *wand* (Stab, auch: Zauberstab) genannt.

Dab Pen / Vape Pen Handliche Vaporizer in der Art einer E-Zigarette, mit denen ölige Konzentrate verdampft werden können. Siehe auch → *Vaporizer.*

DHO Dimethylether Honey Oil oder Dimethylether Hash Oil. Sammelbegriff für Cannabiskonzentrate die mithilfe von → *DME* hergestellt wurden.

Dimethylether (DME) Lösungsmittel, das im Gegensatz zu Butan eher selten verwendet wird, um Cannabiskonzentrate herzustellen. Der Dexso-Extraktor aus der Schweiz ist das derzeit einzige Gerät im deutschsprachigen Raum, das explizit mit DME arbeitet. Der Vorteil des Dimethylethers gegenüber Butan liegt in der geringeren Explosivität und Giftigkeit.

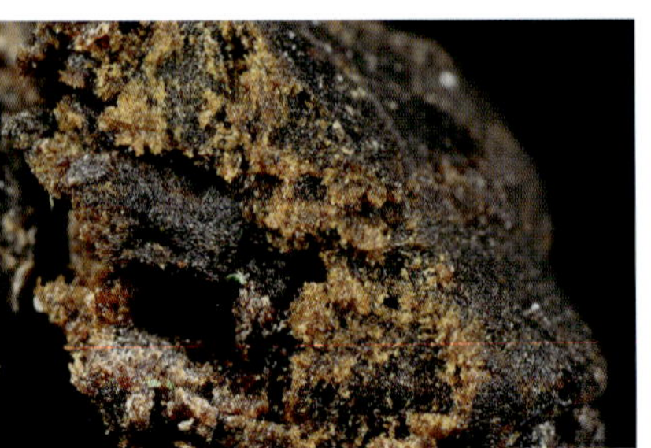

Bubble Hash (Ice Hash)

Dome Glaskuppelaufsatz, der bei speziellen → *Oil Pipes* bzw. → *Oil Rigs* über den Dabbing-Nagel gestülpt wird, damit der beim Dabben entstehende Vapor sich nicht sofort in der Umgebungsluft verflüchtigt.

Domeless Nail Kuppelloser Nagel, siehe → Dome und → Nagel.

Dual Extraction Method Zweifache Extraktion, die eine noch höhere Reinheit des Endprodukts gewährleistet. Nach Extraktion eines BHO-Konzentrats wird der Extrakt in Alkohol gelöst. Anschließend friert man das Ganze für zwölf Stunden ein (→ *Winterization*), sodass sich die enthaltenen Lipide und Wachse absetzen und entfernt werden können.

Earwax (Englisch für Ohrenschmalz) Siehe → *Wax.* Wachsartiges BHO-Konzentrat.

Erl / Errl US-amerikanischer Slangname für BHO-Konzentrate, Fantasiewort und vermutlich eine Verballhornung des Worts Oil.

Extrakt Ein Extrakt ist der Auszug von Wirkstoffen oder wirkstoffhaltigen Bestandteilen aus einem physischen Träger. Im Falle des Cannabis werden die cannabinoidhaltigen Trichome bzw. das ätherische Öl extrahiert. So stellt zum Beispiel schon Haschisch ein Hanfextrakt dar, und zwar eines, das ohne Hilfe von Lösungsmitteln gewonnen wird. BHO und ähnliche Erzeugnisse sind Extrakte, die mit Lösungsmittel extrahiert wurden.

Extraktor Gerät, mit dem Extrakte hergestellt werden können. Siehe auch → Honey Bee.

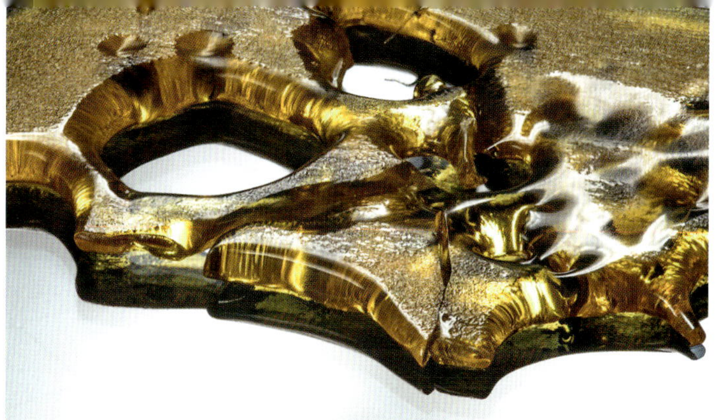

Butane Hash Oil (BHO)

Flavorbombing Spielart des → *Low Temp Dabbing,* bei der der Dabbing-Nagel gerade so weit erhitzt wird, dass sich die flüchtigen Aromastoffe aus dem ätherischen Öl des Dabs lösen.

Glätteisen Gerät, mit dem man normalerweise die Haare glättet; kleines, zangenförmiges Bügeleisensystem mit zwei gegenüberliegenden beheizbaren Platten. In der Szene wird ein Glätteisen zur Extraktion kleiner Mengen Marihuana oder Haschisch verwendet. Diese Methode nennt sich → *Rosin-Technik.* Man legt eine 0,3 bis 0,5 Gramm schwere Blüte in gefaltetes Backpapier und presst das Ganze dann mit dem Glätteisen für einige Sekunden fest zusammen. Manche User pressen nur einmal für 4–6 Sek., andere wiederholen den Pressvorgang mehrfach und pressen jeweils nur 1–2 Sek. Zum Schluss entnimmt man das zum »Chip« gepresste Weed und findet das extrahierte Cannabiskonzentrat in Form von öligen Tropfen auf dem Backpapier. Es kann mit einer Rasierklinge, einem → Nagel oder einem → Scraper zusammengekratzt und anschließend gedabbt werden. Bei Haschisch funktioniert das Prinzip genauso, nur dass das Haschisch, bevor es in das Backpapier gebracht wird, mit einen Mikronstoff umwickelt werden muss, weil das Hanfharz sonst am Backpapier festklebt und dann nicht mehr vom öligen Extrakt zu trennen ist.

Glass Festes BHO-/DHO-Extrakt, das von seiner Konsistenz her an Glas erinnert. Daher der Name. Sehr starke Form eines BHO-Extrakts. Siehe auch → *Shatter.*

Hash Oil / Haschöl Sammelbezeichnung für BHO und DHO sowie für die urtümliche Variante des Haschischöls, das mithilfe von Lösungsmitteln wie Chloroform, Naphta, Isopropylalkohol oder anderen hergestellt wird und schon lange vor Aufkommen des Dabbings bekannt war, jedoch vergleichsweise selten im Umlauf und, wie BHO-Extrakte, ziemlich teuer ist. Siehe auch → Honey Oil.

Honey Bee Eigentlich Honey Bee Extraktor. Simples Gerät für die Herstellung von BHO. Der Honey Bee Extraktor ist ein zylinderförmiges handliches Gerät mit einem Filtersystem im Inneren. Zunächst wird das zu extrahierende Cannabis hineingefüllt, anschließend das

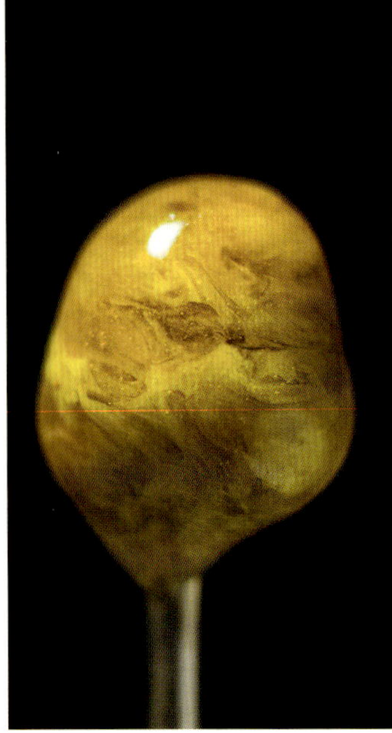

Butane Honey Oil

Butan dazu gegeben. Zum Schluss tropft aus einem Auslass am unteren Ende des Honey-Bee-Extraktors der Extrakt, der in einer Schüssel oder ähnlichem aufgefangen wird. Nach Verdunstung des Lösungsmittels verbleibt das fertige BHO. Nach dem selben Prinzip funktioniert übrigens auch der Dexso-Extraktor mit → *Dimethylether.*

Honey Oil Anderes Wort für → *Hash Oil* und Haschöl, das aufgrund seiner goldenen Farbe an Honig erinnert.

Ice Hash (Eishasch) Haschischform (auch → *Water Hash* und *Bubble Hash*), die zum Beispiel mit dem Ice-O-Lator (von Pollinator-Erfinderin Mila Jansen, Amsterdam) hergestellt wird. Das zu extrahierende Cannabismaterial kommt bei dieser Methode in einen Eimer, der mit einem Beutel-System ausgestattet und mit Eiswasser aufgefüllt ist. Dann wird das Ganze mit einem Mixer lange und sorgfältig verrührt; die Trichome, die in Kontakt mit dem Eiswasser kommen, brechen von den Pflanzenteilen ab und sammeln sich in den Beuteln mit verschiedenen Mikrongrößen. Zum Schluss kommen verschiedene Ice-Hash-Qualitäten heraus.

Jelly Hash Sehr starke Form eines ganz besonders cremigen Haschisch-BHO-Extraktgemischs. Jelly Hash wird häufig aus 25 Prozent BHO und 75 Prozent feinstem Skuff oder ungepresstem → *Water Hash* hergestellt. Dabei wird das BHO vorsichtig erhitzt, und die Trichome werden unter ständigem Rühren nach und nach dazugegeben, bis das Gemisch eine geleeartige Konsistenz angenommen hat.

Jet-Feuerzeug Gasbrenner-Feuerzeug in vielen Variationen, das hervorragend zum Erhitzen von Dabbingnägeln und Ähnlichem verwendet werden kann. Mit einem einfachen Feuerzeug ist es schwer bis unmöglich, einen → *Nagel* zum Glühen zu bringen. Der Jet Burner leistet hier vorzügliche Dienste. Siehe auch → *Torch.*

John Hammond Deckname für → BHO-Cannabisextrakte. John Hammond ist eine Figur im Abenteuerfilm *Jurassic Park* (gespielt von Richard Attenborough) und für den großen runden Bernstein an seinem Gehstock bekannt, der aussieht wie ein BHO-Klumpen.

Live Resin Dab BHO-Konzentrat, das aus halbwegs frischen angetrockneten Cannabisblüten gewonnen wird und viele aromatische Terpene enthält, die dem Konzentrat einen charmanten Flavour verleihen.

Low Temp Dabbing Wie der Name schon sagt, das Dabben mit niedrigeren Temperaturen, um möglichst wenig Wirkstoffe durch die Hitze zu verlieren und um einen milden, aromatischen Vapor zu erzeugen. Um Low Temp Dabbing idealerweise praktizieren zu können, benötigt man einen → *Carb Cap*. Siehe hierzu auch das Stichwort → *Flavorbombing*.

Nadel Auch → *Dabber*. Werkzeug, meist aus Titan gefertigt, zum Auftragen von → *BHO* auf den Dabbing-*Nagel*. Dabbing-Nadeln gibt es in verschiedenen Ausführungen, zum Beispiel mit löffel-, kugel- oder spachtelartiger Verjüngung und anderen Finessen.

Nagel / Nail Dabbing-Nagel aus Glas, Metall (z.B. Titan) oder Keramik, an dessen oberem Ende sich eine kleine Pfanne befindet und der sehr stark, häufig bis zum Glühen, erhitzt wird, um anschließend BHO-Konzentrate mit der → *Nadel* (dem → *Dabber*) darauf zu verdampfen. An → *Oil Rigs* und anderen Dabbing-Pfeifen wird der Dabbing-Nagel anstatt eines Pfeifenkopfs zum Beispiel in den Schliff gesteckt. Dabbing-Nägel gibt es in verschiedenen Ausführungen als Aufsätze für diverse Pfeifensysteme und sowohl mit als auch ohne → *Dome* (→ *Domeless Nail*, kuppelloser Nagel).

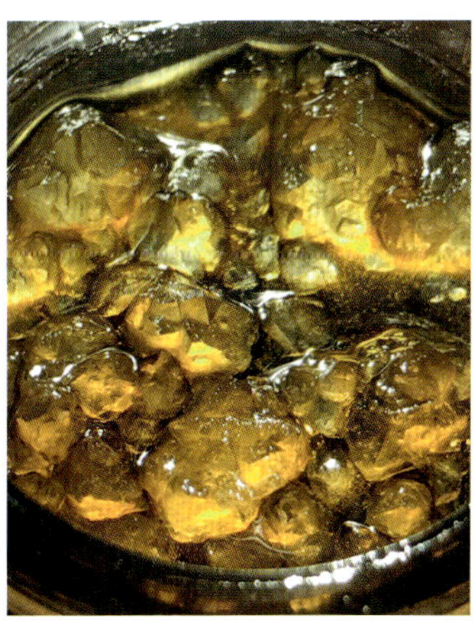

Live Resin

Nonsolvent (Englisch »lösungsmittelfrei«) → Extrakte, die ohne Hilfe von Lösungsmitteln hergestellt werden, zum Beispiel Skuff, → *Rosin-Extrakte* und Haschisch-Sorten. Siehe auch → *Solvent*.

Nug Run BHO-Extraktion, die ausschließlich mit hochwertigem Blütenmaterial durchgeführt wird und in hochpotenten, äußerst reinen Konzentraten resultiert.

Öl-Matten (Oil Mats, Oil Slicks) Spezielle Slick-Matten aus → *Silikon*, die zum Abwischen von Dabbingnägeln und ähnlichem dienen, um nicht wertvolle Ölrückstände zu verlieren, sondern sie vielmehr darauf zu sammeln. Da alle Öle von dem Silikon leicht ablösbar sind, vereinfacht eine Oil Mat die Anwendung.

Oil Englische Vokabel für Öl. In der Szene oft synonym für BHO, DHO und Haschöl verwendet. Siehe dazu auch → *710*.

Oil Pipe (Englisch für Ölpfeife) Dabbing-»Rauch«-Gerät bzw. Verdampfer. Kommt entweder in Form einer Handpfeife oder als Bong-Modell (→ *Oil Rig*) daher und unterscheidet sich vom klassischen Paraphernalium durch den Kopf. Die Oil Pipe ist nicht mit einem Shillum oder Pfeifenkopf ausgestattet, sondern mit einem Dabbing-Nagel, den wiederum meist ein sogenannter → *Dome* (Glaskuppel) umgibt.

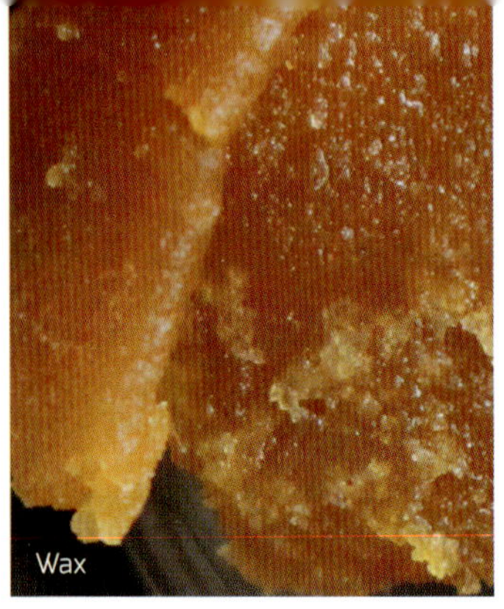
Wax

Inzwischen gibt es auch spezielle Aufsätze und Zubehörteile, mit denen man eine normale Pfeife/Wasserpfeife oder einen Vaporizer für den Einsatz von Ölen umrüsten kann. Siehe dazu auch das folgende Stichwort zur speziellen → *Oil Rig.*

Oil Rig/Oil Bubbler (engl. = Ölbohrinsel) Auch Dab Rig. Spezielle Dabbing-Bong, die mit einem Dabbing-Nagel und meistens mit → *Dome* ausgestattet ist. Siehe auch → *Oil Pipes.*

Slick-Matten Anderes Wort für → *Öl-Matten* (Oil Slicks).

Purging Um ein besonders reines BHO-Extrakt zu erhalten, reinigen manche Produzenten ihr Konzentrat mit einer Vakuumpumpe. Diesen Vorgang nennt man Purging.

Reclaiming (Englisch für Zurückgewinnung). Die Rückgewinnung von Anhaftungen öliger Rückstände in einer → *Oil Pipe* mittels Alkohol. Das kondensierte BHO kann mit hochprozentigem Alkohol von den Glaswänden der Pfeife gelöst und durch Eindampfung wieder zum Dab verarbeitet werden. Es resultiert allerdings eine mindere Qualität, die zum Beispiel zum → *Seasoning* verwendet werden kann.

Rosin-Technik (engl. *rosin* = Harz, Kolophonium) Die Herstellung von öligem Cannabiskonzentrat mithilfe eines → *Glätteisens.* Moderne und ergiebigere Varianten der Rosin-Technik funktionieren nach derselben Methode mit Oliven- und T-Shirtpressen und ähnlicher Technik.

Scraper Spezielles Kratzwerkzeug aus Edelstahl mit Silikon-Enden für den erleichterten Umgang mit klebrigen und öligen BHOs.

Scraping Bezeichnet den Vorgang des Abkratzens von extrahiertem Öl von einer Unterlage. BHO und ähnliche Erzeugnisse können mit einem → *Dabber,* also einer → *Nadel,* mit dem → *Scraper* oder auch mit einer Rasierklinge oder ähnlichem »gescraped« werden. Siehe dazu auch → *Glätteisen.*

Seasoning/Seasoning a Nail So wie man bei einem neu gekauften Waffeleisen die erste gebackene Waffel verwerfen sollte, um Produktionsrückstände im Gebäck zu vermeiden, so muss auch ein → *Nagel* erst einmal »eingeritten« werden. Dieser Vorgang nennt sich im Englischen »Seasoning a Nail«. Dabei kann, wie beim Waffelprinzip, einfach der erste Dab verworfen werden. Siehe dazu den Punkt → *Reclaiming.* Es ist aber auch möglich, den Nagel zu erhitzen und anschließend mit Wasser abzuschrecken.

Shatter (engl. »zersplittern, zerbrechen«) Festes BHO-/DHO-Extrakt, das von seiner Konsistenz her an Glas erinnert. Zerbricht nach Extraktion und Verdampfung des Lösungsmittels häufig beim Entfernen von der Unterlage in Scherben. Daher der Name. Shatter ist eine sehr starke Form eines BHO-Extrakts. Siehe auch → *Glass.*

Silikon Silikon ist das Zauberwort im Umgang mit klebrigen Ölen und BHOs. Weil von einer Silikonschicht jegliches Öl wieder gut und rückstandsfrei abgekratzt werden kann, sind die Hersteller dazu übergegangen, Unterlagen, Döschen und andere Behältnisse sowie → *Öl-Matten* aus lebensmittelechtem Silikon herzustellen.

Solvent (engl.: Lösungsmittel) → *Extrakte,* die mithilfe von Lösungsmitteln hergestellt werden, zum Beispiel → *BHO* und → *DHO.* Siehe auch das Gegenteil → *Nonsolvent.*

Torch Handlicher Gasbrenner zum Erhitzen des Dabbing-Nagels. Siehe dazu auch → *Jet-Feuerzeug.*

Torching Vorgang der Erhitzung des Dabbing-Nagels.

Vaporizer Gerät, das häufig in verschiedenen Pfeifenformen daherkommt, und mit dem Pflanzenmaterial und Pflanzenextrakte verdampft werden. Beim Vaporisieren wird das Material nicht verbrannt, sondern lediglich erhitzt, und zwar so lange, bis die enthaltenen Wirkstoffe des Pflanzenmaterials sich in Form einer Dampfwolke lösen und inhaliert werden können. Ist potenziell gesünder als Rauchen, weil keine Verbrennung stattfindet und deshalb auch keine Ruß- und Teerpartikel in die Lunge gelangen.

Water Hash Siehe → *Ice Hash.*

Wax Auch → *Earwax* (engl. Ohrenschmalz). BHO von wachsartiger Konsistenz.

Winterization Prozess, der zur Extraktaufreinigung im Rahmen der → *Dual Extraction Method* vonnöten ist. Dabei wird der in Alkohol gelöste Extrakt für zwölf Stunden in die Gefriertruhe gestellt, damit sich Rückstände wie Lipide und wachsartige Substanzen absetzen, die anschließend entfernt werden können.

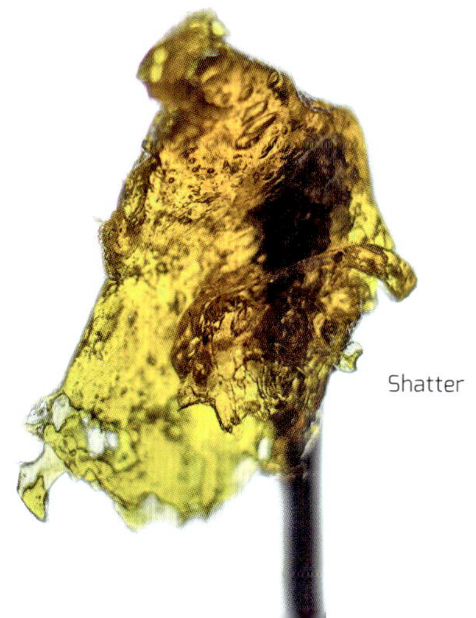

Shatter

Unglaubliche Hanf-Anwendungen

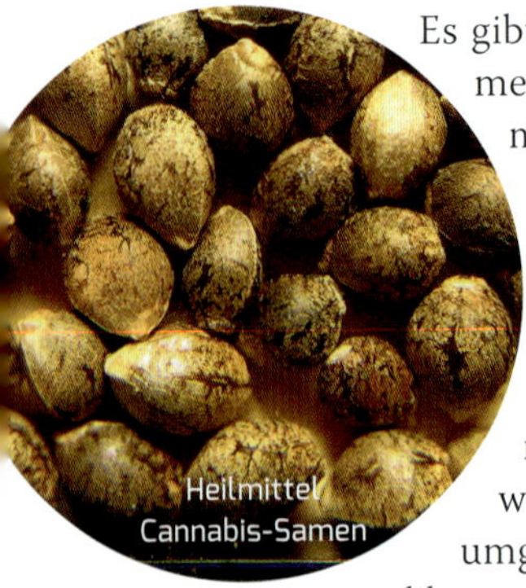

Heilmittel Cannabis-Samen

Es gibt, so konstatiert es der deutsche Cannabismedizin-Experte und Arzt Franjo Grotenhermen immer wieder, keine andere bekannte Pflanze, die ein derartig breites Wirkspektrum aufweist wie Hanf. Dass ADHS, Appetitlosigkeit, Spastiken bei Multipler Sklerose, Schmerzen, Entzündungen und viele andere Erkrankungen und Symptome mit Präparaten auf Cannabisbasis behandelt werden können, hat sich mittlerweile herumgesprochen. Nur deshalb haben Hanfmedikamente eine echte Chance, sich wieder in der Medizin des Westens zu etablieren. Dabei wurde Hanf seit undenklichen Zeiten für die Therapie der verschiedensten Krankheiten und Leiden eingesetzt. Einige dieser exotischen und geradezu skurrilen Anwendungen beschreibt dieser Text.

In alten Büchern der verschiedenen Volksmedizinen und in den offiziellen Apotheker-Handbüchern zu blättern, fördert oft Erstaunliches zutage. Da finden sich Anwendungen, die man mit Cannabis so gar nicht in Verbindung gebracht hätte. Manche können dabei auch als eine Art Verschlüsselung verstanden werden.

Beispielsweise wird die innerliche Einnahme einer Abkochung von Cannabis-Samen bei sogenannten Pollutionen empfohlen (z.B. im *Taschenbuch der Heilpflanzen,* A. P. Dinand, von 1926). Der Ethnopharmakologe Christian Rätsch vermutet, dass es sich bei dieser Indikation schlicht um die Anwendung des Hanfs als Aphrodisiakum (Liebesmittel) handelt. Cannabis wird gegen Pollutionen (ungewollte oder vorzeitige Samenergüsse) nicht nur eingenommen, um unwillkürliche nächtliche Ejakulationen zu unterbinden, wie sie vor allem bei männlichen Kindern und Jugendlichen vorkommen, sondern auch, damit der Mann »länger kann« und das Liebesspiel eine tiefere Note erhält, vermutet Christian Rätsch (persönliche Mitteilung). Dafür wird laut den eher ungenauen Angaben in den Kräuterbüchern eine Abkochung von 3–4 Esslöffeln zerkleinerter Cannabissamen in einem halben Liter Milch aufgekocht. Eine »kleine Tasse« (was immer das heißen mag) vor dem Schlafengehen (oder vor dem Beischlaf) soll die ungewünschte Ejakulation verhindern. Wie erfolgreich diese Methode war, bleibt offen.

Der Schweizer Apotheker Manfred Fankhauser hat ein hervorragendes Buch mit dem Titel *Haschisch als Medikament* verfasst, das mit amüsanten Ausführungen zu allen möglichen (und unmöglichen) Hanfanwendungen aufwartet. So hat er zum Beispiel wertvolle Literaturstellen des Orientalisten Rudolf Gelpke ausfindig gemacht, die Gelpke selbst in diverser Literatur gefunden hatte, zum Beispiel aus einem orientalischen Volksmärchen, wo es heißt: »Vom Haschisch wird der Peniskopf gleich dem Amboss; wie er auch sei – er wird zweimal so groß. Jeder Feueranbeter und Jude und Armenier wird sogleich aus Wohlbehagen ein Moslem, nachdem er Haschisch genoss« (Fankhauser 2003: 35). Mögen die erfahrenen Haschischkonsumenten den Wahrheitsgehalt dieser Aussage selbst beurteilen.

Zumindest gab es aber einst ein Cannabismittel, das sogar bei Impotenz und bei »sexueller Neurasthenie« (zum Beispiel Frigidität) verwendet wurde. Das Produkt Organin von der Homoia-Gesellschaft in Karlsruhe bestand unter anderem aus Cannabis, Muirapuama (ein pflanzliches Aphrodisiakum: Ptychopetalum olacoides, Potenzbaum), Hafer, Ginseng und anderen Zutaten und sollte in einer Dosierung von einer Pille bzw. 10 bis 20 Tropfen auf einen Kaffeelöffel Wasser eingenommen werden und gegen die sexuellen Störungen hilfreich gewesen sein (Fankhauser 2003: 167).

Und nochmals aus Fankhausers Fundus: Früher verwendeten Frauen Cannabis, um entzündete Brüste zu behandeln – so dokumentiert im Sehr nützlichen Artzney-Buch der französischen Autorin Madame de Fouquet, die im 17. und 18. Jahrhundert mehrere Bücher zur Pflanzenheilkunde verfasst hatte. Sie empfiehlt einen »Umschlag zum Aufflegen auff der Weiber Brüste / wenn sie Entzündung haben / und zum Schwären geneigt sind«. Als Schwären wurden früher eitrige Geschwüre bezeichnet. Das Rezept sieht vor, eine Handvoll Hanfsamen mit zwei oder drei Lilienzwiebeln, Gerstenmehl, Lilien-Mehl und mithilfe von altem Schweinespeck zu einem Teig zu verarbeiten und diesen in Form von Umschlägen auf die entzündete und eiternde Stelle der Brust zu bringen:

»Man muss die Lilienzwiebeln und den Hanfsamen in einem Mörser stossen und dies ein wenig mit dem Schmeere in einer Pfanne am Feuer kochen lassen, darnach das Gerstenmehl und das Lilienoel (sic!) hinein schütten, hiervon gleichsam einen Teig machen und diesen Umschlag auff die Brüste legen« (Fankhauser 2003: 73).

Haschisch gegen Hühneraugen

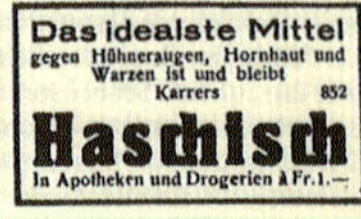

Manche werden die historischen Anzeigen von **Karrers Haschisch** kennen. Im 19. Jahrhundert war Haschisch ein gängiges Mittel, um Hühneraugen (warzenartige Verhornung an den Füßen) und Warzen zu bekämpfen, vermutlich wegen der schmerzstillenden und entzündungshemmenden Eigenschaften. Und es gab nicht nur das Haschisch vom Apotheker Karrer, sondern auch viele andere Präparate für denselben Zweck, insbesondere in Deutschland und in der Schweiz: aus der Stern-Apotheke St. Gallen (Schweiz) zum Beispiel das Mittel **Clavex** aus Hanfextrakt und Schöllkraut (Schöllkrautsaft ist ein traditionelles Warzenmittel) in flüssiger Form, zum Aufpinseln auf die betroffenen Stellen. Das Produkt gibt es bis heute, allerdings ohne Haschzusatz. Bis 1976 aber war Haschisch die Hauptzutat des Mittels (Fankhauser 2003: 145).

In Zerbst in Deutschland gab es Anfang des 20. Jahrhunderts das **Cannabishühneraugenpflaster** (hieß offiziell so) von der Pharmafabrik Grogass; ein anderes deutsches Präparat aus derselben Zeit war **Cannabis-Collodium** aus Salicylsäure, Cannabisextrakt, Äther und Kollodium. Apotheker Fankhauser schreibt: »Viele Apotheken stellten eigene Hühneraugentinkturen her und verkauften diese als Hausspezialität« (Fankhauser 2003: 153). Das war nur möglich, weil es damals noch keine Drogenprohibition gab. In Österreich war übrigens ein Cannabisprodukt namens **Fuss-Freund** gegen Hühneraugen erhältlich, das innerlich eingenommen wurde (Behr 1982: 148). Und zur Behandlung von Krebs gab es um 1901 in Deutschland ein »Arsenik-Salicyl-Cannabis-Pflastermull« mit 5 Gramm Arsen- und 5 Gramm Cannabisextrakt.

Viele werden von den Asthmazigaretten gehört haben, die es einst in der Apotheke zu erwerben gab; sie waren häufig mit Stechapfel und Huflattich versetzt und bei Asthmaanfällen nützliche Medikamente. Heute sind sie längst aus den Regalen verschwunden. Psychoaktive »Knaller-Joints« gab es ebenfalls, was die wenigsten wissen. Die französische Firma Grimault & Cie. hatte um 1870 die **»Indischen Cigaretten«** im Programm, von denen man »bei Bedarf eine Zigarette« unter anderem gegen Asthma, Lungenerkrankungen, Kehlkopfleiden, Neuralgien und Ein- oder Durchschlafprobleme rauchte. Sieht man sich die Zusammensetzung der Inhaltsstoffe an, kann man kaum glauben, dass so etwas öffentlich vertrieben wurde. Eine »Indische Cigarette« enthielt – bitte festhalten! – Belladonnablätter (Tollkirsche, *Atropa belladonna*), Bilsenkrautblätter (*Hyoscyamus niger*), Stechapfelblätter (*Datura stramonium*) und indische Hanfblätter, die mit einer Lösung von Opiumextrakt und Kirschlorbeerwasser (= Bittermandelwasser) getränkt waren! Was

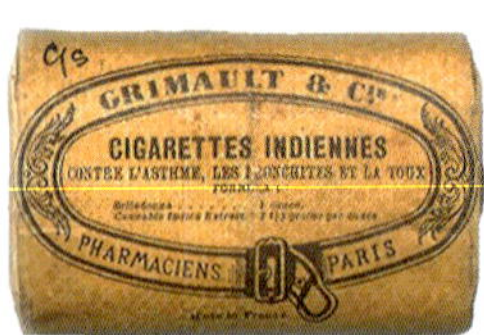

Grimault-Asthmazigaretten

für ein Mix! Cannabis mit drei der stärksten Nachtschattendrogen plus Opium – na dann, guten Flug! Für diese psychoaktiven Fluppen wurde sogar, wie auch für Karrers Haschisch und weitere Cannabisprodukte, in Zeitungsinseraten geworben – heute unvorstellbar! Damals war dies aber nichts Exotisches; es gab einige solche Zigaretten, manche getränkt mit einer Tinktur aus *Cannabis indica*, Opium und *Lobelia* (auch eine psychoaktive Pflanze).

Kaum bekannt ist die **Wirkung des Hanfs bei Sprachstörungen**, zum Beispiel Stottern. Betroffene Cannabisanwender berichten, dass die Wirkung von Marihuana sich positiv auf ihr Stottern auswirkt - wahrscheinlich wegen der entspannenden Effekte. Andere erleben genau das Gegenteil. Und dann gibt es noch diejenigen, bei denen bei gutem Set und Setting der Hanf gegen das Stottern hilft, bei Stress und Aufregung aber Gegenteiliges passiert. Medizinische Untersuchungen fehlen zu diesem Thema. Fakt ist aber, dass *Cannabis sativa* als Homöopathikum in der Urtinktur (D30, die 30. Potenz) bei Stottern, zittriger Stimme und anderen Sprachproblemen verordnet werden kann (Rätsch 2016: 165).

Wer Husten hatte, durfte sich Anfang des 20. Jahrhunderts über eine psychoaktive Rezeptur namens **Codeine Cough Sedative** (deutsch: Codein-Husten-Beruhigungsmittel) der Firma Parke, Davis & Co. aus den USA freuen: Darin enthalten war neben dem Codeinphosphat auch Indisch-Hanfextrakt, Chloroform, Alkohol (20 % vol.) und einige weniger psychoaktive Zutaten, zum Beispiel Pinienrinde und Wilde Kirsche. Diese Mixtur dürfte nicht nur den Husten beruhigt haben.

Cannabispräparate wurden einst sogar injiziert, also gespritzt. Da bekommt die Frage, ob man schon wieder Hasch gefixt hätte, plötzlich einen Sinn. Im Ernst: Natürlich wurde kein Haschisch gespritzt, wohl aber ein Pharmakon namens **Cannabinol**, das als »Indisch-Hanf-Alkaloid« bezeichnet und als Narkosemittel und Entwässerer (welch eigenwillige Kombination!) eingesetzt wurde. Das Mittel konnte sowohl unter die Haut wie auch in die Vene gespritzt werden. Ein anderes injizierbares Präparat war **Pneumo-Lipase**, das bei vielen verschiedenen Indikationen zur Anwendung kam, zum Beispiel bei Tuberkulose, Blutarmut, Überanstrengung, Grippe, Bronchitis und Harnwegsinfekten (Fankhauser 2001 3: 160).

Sogar bei Haarausfall soll Cannabis geholfen haben. Das Präparat mit dem damals (1933) geradezu futuristischen Namen **Haargenerator II** kam von der Berliner Radlauer Kronenapotheke und vereinte eine Emulsion aus Cannabissamen mit Alkohol und Borsäure (die wir heute im Zusammenhang mit Cannabis eher beim Growing als Substanz zur Bekämpfung von Bormangel kennen). Schon frühere volksmedizinische Rezepturen kannten Cannabis als Mittel gegen Haarausfall. Christian Rätsch berichtet von einer »Pomade für den Haarwuchs«:

> »Man nehme Hühnerfett, Hanfsamenöl und Honig, von jedem 4 Unzen, lasse das Ganze in einem Topf zergehen und vermische sie innig bis zur Konsistenz einer Pomade. Acht Tage hintereinander reibe man den Kopf damit ein«.

Ein weiteres Rezept für ein »Mittel, die Haare wachsen zu lassen und neu wiederkommen zu machen« lautet:

> »Man nehme die Wurzel des weißen Weinstockes, Wurzel vom Hanf und zarte Kohlstrünke, von jedem zwei Handvoll, trockne sie und verbrenne sie dann. Aus der Asche mache man eine Lauge. Vor dem Waschen des Kopfes mit dieser Lauge massiere man ihn mit Honig und tue dies dreimal hintereinander jeden zweiten Tag« (Rätsch 2016: 129f.).

Rätsch kommentiert die Wirksamkeit solcher Rezepturen wie folgt: »Wer weiß, ob der Hanf die Haare wieder zum Wachsen bringt. Aber viele dieser Rezepte haben sich im Volke so lange gehalten, weil sie sich durchaus als wirkungsvoll erwiesen haben« (ebd.).

Eine der Eigenschaften von Cannabis, derentwegen es heute eingesetzt wird (auch bei Freizeitgenuss), ist seine beruhigende und schlaffördernde Wirkung. Schon früher gab es deshalb diverse Mittel, sogar Cannabistabletten, die als Schlafmittel, Beruhigungsmittel (Sedativa) und bei nervöser Übererregtheit verordnet werden konnten. Das Präparat **Satival-Zyma** zum Beispiel enthielt sowohl Cannabis-Extrakt als auch Barbital, ein langwirkendes Derivat der Barbitursäure, also ein starkes Schlafmittel, das im Zusammenspiel mit Cannabis und bei unsachgemäßer Anwendung so manche Patienten nachhaltig niedergestreckt haben dürfte, auch wenn in der Packungsbeilage stand: »Satival-Zymal führt ohne schädliche Nebenwirkungen einen ruhigen und erfrischenden Schlaf von normaler Dauer herbei, bei dem ein klares und beschwerdefreies Erwachen erfolgt«.

Barbiturate waren im 20. Jahrhundert beliebte Hypnotika (Schlafmittel), sind aber seit 1992 in der Schweiz und in Deutschland nicht mehr zugelassen und unterliegen dem Betäubungsmittelgesetz. Eine Tablette galt als Beruhigungsmittel und Einschlafhilfe, zwei Tabletten als Schlafmittel.

Weitere Cannabis-Präparate, die als Schlaf- oder Beruhigungsmittel Verwendung fanden, waren unter anderem Satival (*Cannabis sativa* und Barbital), Somnysat (aus »Cannabissaft«, was immer das heißen mag), Plantival aus Leipzig (Dr. Schwabe) und Liquochloral, das aus Cannabisextrakt, Chloralhydrat, Bilsenkrautextrakt und Kalium bromatum bestand.

Kurios: Das Produkt **Necamurin,** das in der pharmazeutischen Fabrik Gorgass im deutschen Zerbst 1933 hergestellt wurde, war einst ein Cannabis-Präparat der Veterinäre. Necamurin bestand aus vergiftetem Hanf, was auch immer das bedeuten mag, und wurde zur Tötung von Mäusen eingesetzt. Die Gifthanf-Köder wurden ausgelegt, die cannabishungrigen Mäuse fielen darüber her, naschten daran und verstarben schließlich.

Cannabis ist als vielseitige Medizin – und sogar für eher eigenartige Anwendungen – im Grunde unschlagbar. Ein echtes Universalmittel, fast wie Essigessenz. Diese Vielseitigkeit des Cannabis ruft zuweilen so manchen Scharlatan auf den Plan. Denn es gab auch Mittel, die nur zweifelhafte Effekte bei genauso zweifelhaften Indikationen aufwiesen. Das Präparat **Rad-Jo** vom Rad-Jo-Versand aus Hamburg wurde als Pharmakon zur Erleichterung der Geburt und gegen Erbrechen in der Schwangerschaft angepriesen und mit gigantischen Reklameaktionen bekannt gemacht. In Wirklichkeit war der Nutzen des Produkts höchst umstritten und wurde wissenschaftlich sogar widerlegt (Fankhauser 2003: 156f.).

Wir sehen: Obwohl Cannabis als Medikament auch heute bei ungezählten Symptomen und Erkrankungen eingesetzt wird (und dennoch nach wie vor in den Drogengesetzen vieler Länder als Mittel ohne medizinischen Nutzen deklariert ist), gab es weltweit schon früher zahlreiche weitere Anwendungen, die der modernen Wissenschaft nicht (mehr) bekannt sind. Zeig uns zum Beispiel mal einer ein Medikament, das sowohl gegen Durchfall wie auch als Abführmittel wirkt! Der Hanf ist so eines. Er wird in der Volksmedizin Mexikos bei beiden Leiden erfolgreich verabreicht (Rätsch 2016: 157).

Wir können davon ausgehen, dass Hanfbehandlungen, die irgendwann in der Kulturgeschichte der Menschheit Nutzen brachten, auch heute noch gültig sind. In Zukunft wird man sicherlich noch viele weitere Anwendungsgebiete für Cannabis und dessen Produkte Marihuana, Haschisch und Öl (wieder-)entdecken. Doch solange das «pharmakratische Mittelalter» unserer Zeit andauert, besteht nur im Untergrund die Chance, mehr über die heilbringende Wirksamkeit des Cannabis herauszufinden. Der Allgemeinheit bleibt der Zugang zu dieser nebenwirkungsarmen Arznei bedauerlicherweise größtenteils vorenthalten.

Cannabis zum Trinken

Tinkturen, Auszüge und andere Rezepturen

Wenn von Cannabisextrakten die Rede ist, geht es meist um das klassische Haschisch, um Haschischöl oder um die modernen Extrakte von der BHO-Fraktion (Butane Honey Oil / Butane Hashish Oil), die mithilfe von Lösungsmitteln hergestellt werden. Es besteht aber auch die Möglichkeit, einen herkömmlichen Extrakt in Form eines alkoholischen Auszugs zuzubereiten – das können Ansätze in Schnaps (Doppelkorn) sein oder psychoaktiv wirksame Liköre.

Arzneimittel werden häufig in Form von alkoholischen Auszügen hergestellt, wobei dann der Alkohol als Lösungsmittel dient. Solche Kräuterextrakte gelten in diesem Sinne nicht als Alkoholika, weil sie so knapp dosiert werden, dass die Wirkung des Alkohols nicht oder kaum ins Gewicht fällt. Auch mit Cannabis lassen sich solche Auszüge hervorragend zubereiten – die Hanfpflanze vermag Kräuteransätzen eine ordentliche Portion Heilkraft hinzuzufügen. Da es eine Menge Cannabispatienten gibt, die ihre Medizin weder rauchen noch verdampfen wollen und eventuell sogar mit der oralen Aufnahme von Cannabis-Edibles (Gebäck, Süßigkeiten etc.) nichts anfangen können, stellen alkoholische Extrakte eine Alternative dar. Wir machen uns einfach zunutze, dass Cannabinoide nicht nur fett-, sondern auch alkohollöslich sind. Hier gelten Dosierungen von einem Teelöffel oder weniger – sodass sich die benötigte Menge an Cannabiswirkstoffen (Cannabinoide, Terpene etc.) leicht einnehmen lässt.

Die Herstellung von alkoholischen Ansätzen ist simpel und kann von jedem zuhause in Eigenregie praktiziert werden. Man benötigt nur die Kräuter, den richtigen Alkohol als Lösungsmittel und eine Portion Geduld. Dann steht einer erfolgreichen Produktion von Cannabis-Bittern und -Likören nichts im Wege.

Schwedenbitter mit Cannabis / Cannabis-Bitter

Schauen wir uns zunächst ein bewährtes Hausmittel an, auf das viele, die es kennen, schwören, weil es als eine Art »Allheilmittel« gilt, hochpotent in der Wirksamkeit und einfach herzustellen ist – die Rede ist vom Schwedenbitter, auch Schwedenkräuter genannt.

Es handelt sich hier – genauer: beim sogenannten kleinen Schwedenbitter – um eine geradezu mystische Rezeptur aus diversen heilkräftigen Pflanzenteilen, die so ähnlich schon von Paracelsus komponiert worden sein soll, dann von einem schwedischen

Chemiker namens Urban Hjärne im 17. Jahrhundert in abgewandelter Form produziert und verkauft wurde und schließlich im Nachlass des schwedischen Arztes Klaus Samst gefunden worden sein soll. Dieser hatte das Rezept wohl im 18. Jahrhundert wiederentdeckt und den Bitter dann selber hergestellt. Die berühmte Kräuterkundige Maria Treben (1907–1991) hat den nach den schwedischen Männern benannten Heilpflanzenextrakt schließlich weltweit bekannt gemacht. Hier ein Standardrezept für den Ansatz eines kleinen Schwedenbitters:

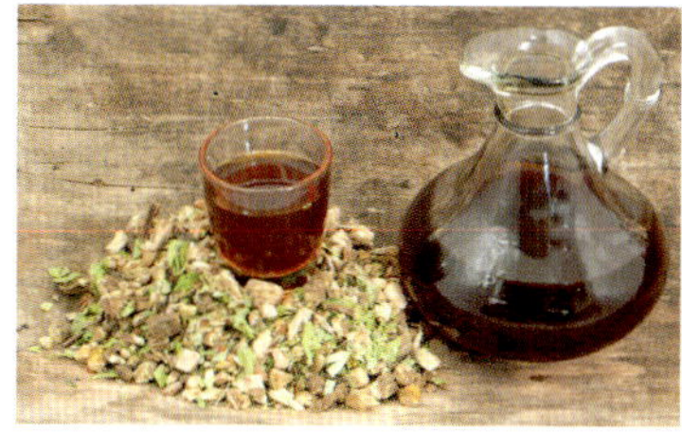

Kleiner Schwedenbitter

Kleiner Schwedenbitter

10 Gramm Aloe oder Wurzel des Enzian bzw. *Artemisia absinthium* (Wermut) • 5 Gramm Myrrhe • 0,2 Gramm Safran • 10 Gramm Sennesblätter • 10 Gramm Naturkampfer (weißer Kampfer) 10 Gramm Zitwerwurzel • 10 Gramm Manna • 5 Gramm Eberwurzel • 10 Gramm Angelikawurzel • 10 Gramm Rhabarberwurze • 10 Gramm Theriak
(Entsprechende Kräuter-Ansatzmischungen gibt es im Handel)

.

Die Mischung wird in ein gut verschließbares Glas auf 0,7–1 Liter Doppelkorn gegeben und für wenigstens 14 Tage an einem hellen und warmen Ort stehen gelassen. Manche Rezepturen geben übrigens 1,5 Liter Doppelkorn an, wodurch der Schwedenbitter weniger potent wird. Auch müssen die Mengenangaben der Kräuter nicht genauso eingehalten werden wie angegeben. Hier lässt sich durchaus variieren.
Der Ansatz sollte täglich mindestens einmal gut durchgeschüttelt werden. Nach Ablauf der Extraktionszeit abfiltern, zum Beispiel durch ein Stofftuch oder einen Kaffeefilter und in Flaschen abfüllen. Die Ansatzkräuter können dann für einen zweiten Durchgang verwendet werden, wobei dieser zweite Ansatz für mindestens 21 Tage (drei Wochen) stehen sollte. Anschließend wieder abseihen und in Flaschen füllen. Nach dem zweiten Ansatz sind die Inhaltsstoffe der Zutaten so gut wie komplett in den Alkohol übergegangen – weshalb die Ansatzkräuter dann verworfen werden können.

Soweit die herkömmliche Methode, einen »kleinen Schwedenbitter« herzustellen. Dieser ist für die Anwendung zur Behandlung aller möglichen Leiden verwendbar und hochwirksam. Schwedenbitter kann sowohl innerlich wie äußerlich verwendet werden, sowohl verdünnt wie auch pur. Er hilft bei Unwohlsein und Verstimmung, bei

Wunden und Prellungen, bei Verkalkungen der Gelenke und Magen-Darmproblemen, bei Schmerzen und Infekten, bei Zahnproblemen und Beschwerden der Schleimhäute, bei Erkältung und Fieber. Wer sich dafür interessiert, dem wird empfohlen, das Buch *Gesundheit aus der Apotheke Gottes* von Maria Treben zu konsultieren.

Der ohnehin hochpotente Schwedenbitter wird noch wirksamer, wenn man das Rezept um Cannabis erweitert. Das können zum Beispiel Cannabispatienten, die vom Arzt Cannabisblüten verordnet bekommen, ganz legal tun. Die Empfehlung lautet, auf eine Menge von einem Liter Schwedenbitter ein Gramm potentes Gras zu geben. Das bedeutet 0,1 Gramm Cannabis pro 100 Milliliter. Ein solcher Schwedenbitter hat es in sich! Manche verspüren nach einer normalen Dosis von einem bis zwei Teelöffeln bereits eine psychoaktive Wirkung, andere erleben eher rein gesundheitsverbessernde Effekte anstatt einer berauschenden Wirkung.

Wer keine Lust auf Cannabisblüten hat, kann auch kleingemahlenes Haschisch verwenden. Das funktioniert genauso gut wie mit Marihuana. Auch BHO-Konzentrate können für einen Ansatz verwendet werden. Aufgrund ihrer Potenz sollte man sich an die Dosierung und Einnahme solcher Bitter aber nur sehr vorsichtig herantasten.

Selbstverständlich kann auch CBD-Gras oder sogar Faserhanf verwendet werden, um die Schwedenkräuter zu erweitern. Auch weitere ethnobotanisch relevante Pflanzen, Pflanzenteile, Mineralien etc. können verwendet werden. Wer sich mit pharmakologisch aktiven Pflanzen auskennt, dem eröffnet sich hier eine große Spielwiese. Daneben gibt es noch den erweiterten »großen Schwedenbitter«, dessen Rezeptur wie folgt aussieht:

Großer Schwedenbitter

26 Gramm Wermut • 13 Gramm Myrrhe • 1 Gramm Safran • 2 Gramm Sennesblätter • 2 Gramm Kampfer echt • 9 Gramm Zittwerwurzel • 4 Gramm Eberwurz • 7 Gramm Angelikawurzel • 18 Gramm Rhabarber • 18 Gramm Theriak • 35 Gramm Muskatnuss • 18 Gramm Kalmus • 7 Gramm Enzianwurzel • 5 Gramm Lärchenschwamm • 2 Gramm Tormentill • 2 Gramm Bibergeil • 2 Gramm Muskatblüte • 5 Gramm roter Ton • 7 Gramm Kieselerde

Auch hier kann man Kräuterkomponenten und Mengen variieren und den Ansatz mit Cannabis erweitern, um dem Schwedenbitter eine hochwirksame Heilpflanze beizufügen.

Cannabisliköre

Einen Likör herzustellen ist einfacher, als so mancher annehmen wird. Denn es handelt sich um nichts anderes als einen alkoholischen Auszug, der mit aromatischen und wohlschmeckenden natürlichen Zusätzen angereichert werden kann. Möglich sind verschiedene Obstsorten, Nüsse und natürlich auch Heilpflanzen, wobei ein Likör, wie gesagt, des Geschmacks wegen hergestellt wird, weshalb die Verwendung großer Mengen Zucker zur Likörproduktion gehört.

Der Geschmack wird mit dem Zusatz von Heilpflanzen meist um eine enorm bittere Note erweitert. Viele mögen solch bittere Kräuterliköre trotz des enthaltenen Zuckers nicht mehr als Genussmittel verwenden, sondern assoziieren eher ein Arzneimittel damit. Geeignete Kräuter für den Ansatz eines Likörs sind zum Beispiel Wermut, Waldmeister – und Cannabis. Durch die Kombination dieser drei Kräuter in einem Likör entsteht ein enorm machtvolles psychoaktives Endprodukt, da auch Wermut und Waldmeister geistbewegende, pharmakologisch aktive Gewächse sind.

Im Buch *Wein und Likör selbst gemacht* von Andi Haller beschreibt der Autor zunächst, was einen Likör eigentlich ausmacht:

»Liköre sind etwas sehr Köstliches und durchaus leicht herzustellen. Das Prinzip der Likörherstellung besteht aus der Tatsache, dass sich die Geschmacksstoffe von Früchten und Gewürzen mittels hochprozentigem Alkohol extrahieren lassen. In der Regel geht man so vor, dass die zerdrückten Früchte in Alkohol stehen gelassen werden. Nach einiger Zeit wird gut abgepresst, damit möglichst wenig Alkohol im Pressgut zurückbleibt. Die abgepresste Mischung wird dann mit Zuckerwasser vermengt. Je nach Geschmack kann die Zuckermenge variiert werden« (Seite 50).

Wir bringen hier ein abgewandeltes Rezept eines aromatischen, belebenden und delikaten Kaffee-Likörs, der um die Zugabe Cannabis erweitert wird. Das Ergebnis ist ein Likör, der zwei pharmakologische Prinzipien miteinander vereint: Koffein und Cannabinoide – eine Mischung, die von vielen als angenehm und sinnvoll beschrieben wird. Abgerundet durch den Einfluss des Alkohols entsteht eine Rezeptur, die in kleinen Portionen zu sich genommen werden sollte – Kaffee-Cannabis-Likör kann äußerst heftig wirken, immer abhängig von der verwendeten Menge an Ingredienzien.

Kaffee-Cannabis-Likör

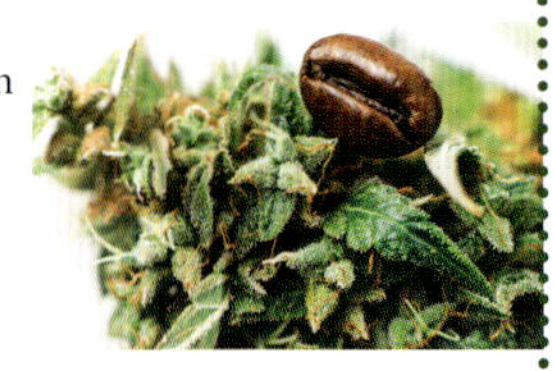

350 Gramm Zucker, am besten naturbelassen
¼ Liter Weingeist
150 Gramm Kaffeebohnen, gemahlen
1 Liter Wasser
1 bis 2 Gramm Cannabisprodukt nach Wahl (Marihuana, Haschisch o. a.)

Zur Vorbereitung extrahieren wir zunächst das kleingemahlene Cannabis im Weingeist. Dafür setzen wir das ausgewählte Hanfprodukt für eine Woche im Weingeist an. Die Mixtur täglich mehrfach schütteln. Nach Ablauf dieser Zeit die Flüssigkeit durch ein Tuch abseihen und das Pflanzenmaterial verwerfen, wie schon beim Schwedenbitter.
Aus den gemahlenen Kaffeebohnen und einem halben Liter Wasser einen Kaffee aufbrühen. Dann den Zucker in einem halben Liter Wasser auf 105 bis 109 Grad Celsius zu Faden kochen. Zur Probe taucht man den Zeigefinger in kaltes Wasser und dann kurz in die köchelnde Zuckerlösung, worauf sich ein Faden zwischen Daumen und Zeigefinger bilden sollte. Anschließend den Kaffee und das zu Faden gekochte Zuckerwasser zusammengeben, gut durchrühren und stehen lassen, bis alles abgekühlt ist.
Jetzt kommt noch der cannabinoidgeschwängerte Weingeist dazu; zum Schluss füllen wir die Mischung in Flaschen ab. Der nun so gut wie fertige Likör bedarf der kurzen Veredelung, die man erreicht, indem man die Flaschen für mindestens 10 bis 14 Tage stehen lässt. Nach Ablauf dieser Zeit ist der Kaffee-Cannabis-Likör genussfertig. Vorsicht mit der Dosierung, dieses Produkt kann es in sich haben!

Wer sein Cannabis potenter machen möchte, der kann seinen Ofen zur **Decarboxylierung** verwenden. Denn in Cannabis – vor allem in frischem – liegen viele der Inhaltsstoffe in ihrer nicht psychoaktiven Säureform vor, THC also als THCS (auch THCA, für englisch acid), CBD als CBDS und so weiter und so fort. Decarboxyliert man sein Cannabis im Ofen, dann wandeln sich die Säureformen in ihre aktiven Entsprechungen um: Aus THC-Säure wird THC, aus CBD-Säure wird CBD und so weiter.

Als **Decarboxylierung** wird ein chemischer Vorgang bezeichnet, der durch Wärme- und Lichteinfluss angeregt wird und bei dem sich ein Kohlenstoffdioxid-Molekül von der jeweiligen chemischen Komponente abspaltet. Bei den Cannabinoidsäuren hat das zur Folge, dass aus den inaktiven Carbonsäureformen die psychoaktiven Moleküle entstehen. Um seine Cannabisblüten also zu decarboxylieren, stellt man sie für etwa 10 bis 15 Minuten bei 80 bis 100 Grad in den Ofen, danach ist der Vorgang abgeschlossen.

Cannabistinkturen

Als Letztes sehen wir uns noch einmal die Cannabistinkturen an, die auch früher in vorprohibitionistischen Zeiten in der Apotheke angesetzt und den Kunden verkauft wurden. Im Prinzip haben wir die Herstellung eines Extrakts, der einer solchen Tinktur zugrunde liegt, bereits beim Kaffee-Cannabis-Likör besprochen, als es um die Extraktion des Cannabismaterials in Weingeist ging.

Ich habe einmal in einem noch gar nicht so alten Apothekerhandbuch (von 1953) ein **Rezept für eine Hanftinktur** gefunden, die genau beschreibt, wie Pharmazeuten früher mit Cannabis gearbeitet haben: Man nehme einen Teil pulverisierten Hanfkrauts, also Blüten und Blätter, und gieße fünf Teile Weingeist darüber (damit ist ein Cannabis-Alkohol-Verhältnis von 1:5 gemeint.)

Den Ansatz dann sechs Tage lang bei Zimmertemperatur stehen lassen und häufig durchschütteln. Nach Ablauf der Zeit das Pflanzenmaterial abseihen und gut auspressen. Den Pflanzenrückstand abermals mit fünf Teilen Weingeist vermischen und für weitere drei Tage lang ausziehen.

Das Apothekerhandbuch erklärt, wie es weitergeht: »Beide Auszüge werden vereinigt, nach dem Absetzen filtriert und zu einem dicken Extrakt eingedampft. Indischhanfextrakt ist dunkelgrün, in Wasser unlöslich, löslich in Weingeist und Kollodium« (Seite 124). Als maximale, innerlich einzunehmende Einzeldosis werden 100 Milligramm angegeben. Als maximale Tagesdosis 300 Milligramm, als mittlere Einzeldosis 30 Milligramm.

Das Handbuch erläutert schließlich, wie aus diesem Extrakt eine Tinktur zubereitet werden kann. Man verwendet hierzu 50 Teile Hanfextrakt und 950 Teile Weingeist – gemeint ist die Vermischung von zum Beispiel 950 Millilitern Weingeist mit 50 Millilitern Hanfextrakt, der nach der oben beschriebenen Methode hergestellt wurde. Die resultierende Tinktur (1 Liter) riecht schwach und hat eine dunkelgrüne Farbe. Maximale Einzeldosis: ein Gramm. Maximale Tagesdosis: drei Gramm. Als Tropfen zur innerlichen Einnahme 0,3 Gramm, also 20 Tropfen (Seite 485).

Psychoaktive Hanfkosmetik

Gesundheitsbewusste Cannabis-Genießer greifen in den vergangenen Jahren immer häufiger zum immer beliebteren Vaporizer. Das ist ja alles schön und gut. Aber es geht auch anders. Wie wär's, wenn wir die Cannabis-Inhaltsstoffe zur Abwechslung mal über die Haut aufnehmen? Das ist nicht nur gesünder als Verbrennen und Verdampfen, sondern diskreter, sicherer und irgendwie auch interessanter – vor allem aber wirksam.

Im Folgenden wird eine Methode vorgestellt, die sich noch nicht verbreitet hat, deren Chancen, sich zu etablieren, aber sicherlich recht groß sein dürften. Die Rede ist von einem psychoaktiven Cannabis-Lippenbalsam, der einerseits die zarte Haut der Lippen pflegt und andererseits den psychotropen Nebeneffekt mit sich bringt, den Cannabis-Liebhaber schätzen.

Körperpflegeprodukte aus Hanf sind schon länger der absolute Renner. Naturverbundene Menschen, Cannabisfreunde und andere sind bereit, viel Geld in solche Pflegeprodukte zu investieren: Hanfseife, Hanflotion, Hanfcrème, Hanfshampoo, Hanfbadeschaum und anderes. Ob diese Produkte tatsächlich besser sind als herkömmliche Kosmetika, bleibt fraglich. In Gegenden, wo THC-haltige Hanfprodukte nicht illegalisiert sind, besteht die Möglichkeit, solche Tinkturen, Salben und Balsame auf einer Cannabinoidbasis zuzubereiten.

Grundsätzlich stellt man einen gewöhnlichen Lippenbalsam her, der aus Zutaten besteht, die allesamt in der Apotheke und im Supermarkt verfügbar sind: ungebleichtes Bienenwachs, Olivenöl, Honig und nach Belieben ätherische Öle oder Extrakte von Heilpflanzen, die gut für die Haut und Zellen sind, zum Beispiel Ringelblume, Kamille, Lavendel und Melisse.

Cannabis-Lippenbalsam

Zunächst erhitzen wir drei Teelöffel Bienenwachs im Wasserbad, bis es seinen Aggregatzustand von fest nach flüssig verändert hat. Am besten eignet sich dafür eine Keramikschüssel, die in einen Topf mit heißem Wasser gestellt wird. Anschließend vom Herd nehmen und sechs Teelöffel Olivenöl, einen halben Teelöffel Honig und die Pflanzenextrakte oder ätherischen Öle in einer Dosierung von wenigen Tropfen dazugeben. Wenn alles gut miteinander verrührt wird, anschließend erkaltet und damit wieder fest wird, ist das bereits ein fertiger herkömmlicher Lippenbalsam.

Für uns geht es aber weiter: Nun wird der Rezeptur solubilisiertes Cannabis beigemischt. Das ist THC-haltiger Hanf, der mit Hilfe des in Österreich erfundenen Solubilisators HulaSolution in Wasser gelöst wurde. (Mittlerweile gibt es auf dem Markt auch andere Produkte, die ähnliches bewirken, zum Beispiel Lecithol aus Berlin. Findige Experimentatoren sind allerdings auch ohne vorgefertigte Produkte in der Lage, mit einigen Zutaten aus der Apotheke diese Essenzen selbst herzustellen).

Was ist Solubilisation? Solubilisiert man Cannabis, tut man letztlich nichts anderes, als die Gesamtmenge der Inhaltsstoffe auf alkoholischer Basis aus dem Pflanzenmaterial auszuziehen und in eine wasserlösliche Form zu überführen. Damit sind die Inhaltsstoffe des Marihuana oder Haschisch sowohl oral als auch über die Haut aufnehmbar. In dieser Form eignen sie sich hervorragend für die Verwendung in Hanfkosmetik.

Ist alles vermengt und noch flüssig, fehlt nur noch das Cannabis. Weil die Dosierung eines Lippenbalsams eher gering ausfällt, darf man dem Balsam ruhig eine gute Menge Cannabis-Solution beigeben. Die Dosis hängt immer vom verwendeten Pflanzenmaterial ab und hängt ohnehin von den eigenen Präferenzen ab. Eine wirksame Dosis wären beispielsweise 2–2,5 Gramm eines potenten Marihuanas, beispielsweise *Critical Kali Mist,* in solubilisierter Form, sagen wir in 10 Millilitern Solution.
Die mischt man nun als letzte Zutat unter die Ingredienzien des Lippenbalsams. Die Masse erneut gut durchmischen und zum Schluss in Crèmetöpfchen oder ähnliches abfüllen (gibt's in der Apotheke), alles erkalten und erhärten lassen – und fertig ist das Endprodukt: ein psychoaktiver THC-haltiger Lippenbalsam.

Man sieht es dem Balsam nicht an, dass er berauschende Wirkung hat. Darüber hinaus duften solche Balsame nicht nach Cannabis, weshalb diese Anwendung als maximal diskrete Konsumform von Cannabinoiden betrachtet werden darf.

Je höher der Balsam dosiert wird, desto stärker wird seine Cannabinoidwirkung sein. Deshalb ist Vorsicht geboten, insbesondere dann, wenn man sich nicht nur die Lippen, sondern weitere Körperregionen mit der Salbe einschmiert. Damit wird nämlich die Absorptionsfläche größer und die Intensität des Balsams nimmt deutlich zu, weil mehr Wirkstoffe aufgenommen werden.

Wer das Grundprinzip dieser Rezeptur verstanden hat, dürfte nun ahnen, dass es Tausende von möglichen psychoaktiven Pflanzenkombinationen gibt, die in einem so oder ähnlich zubereiteten Balsam zur Anwendung gebracht werden können. **Vorsicht bei Experimenten – von der Verwendung von Giftpflanzen raten wir ausdrücklich und eindringlich ab!**

Achtung! THC-haltige Cannabisprodukte sind in Deutschland, der Schweiz und in Österreich durch die jeweils gültigen Betäubungsmittelverordnungen illegalisiert. Besitz, Handel und Erwerb sind verboten. Wir bitten, die jeweils gültige Rechtslage zu beachten.

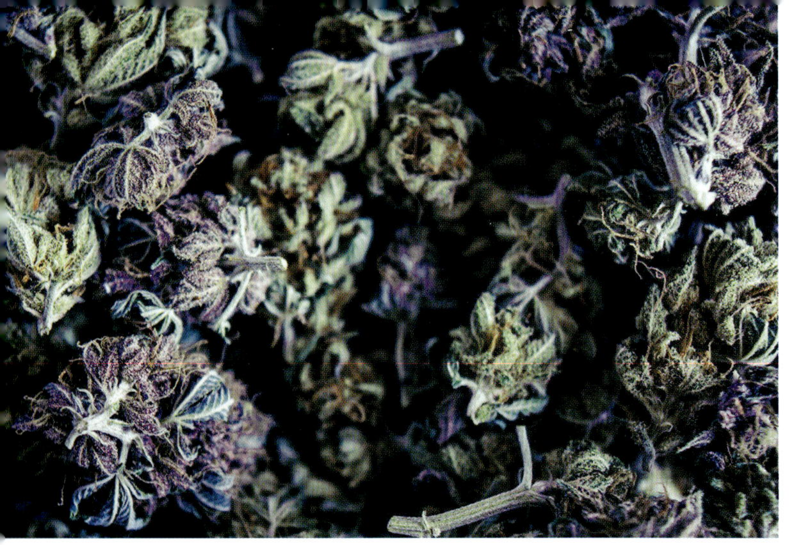

Cannabis räuchern

Hanf-Anwendung jenseits von Joint und Vaporizer

Cannabis wird nicht nur gegessen, vaporisiert oder geraucht, sondern manchmal, wenn auch selten, als Räucherstoff verwendet. Manche mögen denken, dass es doch Verschwendung sei, das gute Gras in die Räucherschale auf die Glut zu geben. Psychoaktive Räuchermischungen allerdings haben es in sich. Sie können bei richtiger Anwendung den Geist ebenso erweitern wie gerauchtes Kraut oder Harz.

Geschichte

Räucherwerk wird schon lange angewendet; Hanf wird seit vielen Tausend Jahren geräuchert. Der griechische Historiker Herodot (ca. 490–430 v. Chr.) schilderte in seinem Geschichtswerk als erster die schamanische Cannabis-Anwendung als Räuchermittel: Die Skythen bauten für Begräbnis- und Reinigungsrituale ein Filzdeckenzelt über einem Feuer auf. In dieses setzten sie sich und warfen Cannabissamen auf die glühenden Steine. Die entstehenden Dämpfe wurden dann voller Wohlgefühl inhaliert (Berger 2003; Clarke 1995: 104; Jettmar 1981: 310ff.; McKenna 1992: 197; Rätsch 1996: 85f., 1998: 142f.).

Cannabis indica wurde hauptsächlich in Asien, *Cannabis sativa* in Europa und *Cannabis ruderalis* von den Skythen verwendet, wobei nur die Schamanen der mongolischen Skythen den Ruderalhanf rituell nutzen, die der antiken Skythen hingegen *Cannabis sativa*. In Indien und Nepal wird der geheiligte und Shiva zugeordnete Hanf bis heute ab und zu geräuchert. Die orale Einnahme und das Rauchen sind aber wesentlich verbreiteter. Cannabisräucherungen werden in Nepal beispielsweise gegen Halluzinationen eingesetzt. Als Gegenmittel bei Vergiftungen räuchert man in Pakistan und Indien mit Haschisch. Die indische Schrift *Mahabharata* nennt eine Räucherrezeptur aus Cannabis, Lack, Harz und Butterfett. Der genannte Lack ist ein Baumprodukt, das Harz vermutlich indischer Weihrauch.

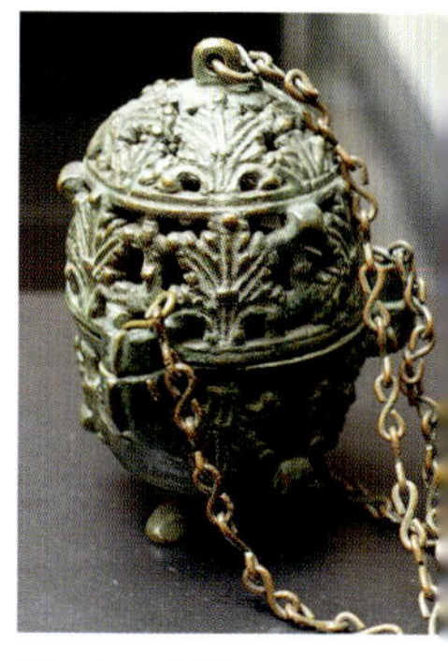

Räuchergefäß aus dem 8. Jh. n.Chr.

Im alten China verwendete man den ebenfalls heiligen Hanf als eines der ältesten Räuchermaterialien zur Geisteranrufung, und im alten Orient wurde Cannabis schon im 9. Jahrhundert v. Chr. von den Assyrern bei Vergiftungen, zur Geistervertreibung und gegen psychische Leiden geräuchert. (MANNICHE 1989: 83; RÄTSCH 1996: 86f.; THOMPSON 1949: 220ff.; TOUW 1981: 27). Auch in Europa hatte sich ein Brauch entwickelt:

> »Aus mittelalterlichen Quellen geht hervor, dass bei Festen große Mengen Hanfkraut ins Feuer geworfen wurden, um die Stimmung zu heben. Ähnliche Räuchereien wurden in Deutschland bis ins 19. Jahrhundert hinein bei der jährlichen Hanfernte durchgeführt« (RÄTSCH 1996: 87).

Anwendung

Bei all den Möglichkeiten, welche die natürlichen Ressourcen bieten, wird es auf Dauer langweilig, immer nur Cannabis zu verbrennen. Daher mischt man Räucherungen traditionell schon seit langem aus verschiedenen Kräutern, Harzen, Rinden und Früchten. Stark vereinfacht lassen sich die diversen Räuchermixturen in drei Kategorien unterteilen, nämlich in rein olfaktorische, heilende und psychoaktive, wobei die Kategorien sich gegenseitig nicht ausschließen müssen.

Als Räuchermittel eignen sich alle Hanfarten (*C. sativa, indica* und *ruderalis*) und Hanfprodukte: Blüten (Marihuana), Kraut und Blätter, Stengel, Harz (Haschisch) und Samen (auch solche, die als Vogelfutter verkauft werden). Räucherstäbchen mit Namen wie »Hanf«, »Hemp«, »Hennep«, »Cannabis«, »Canna« oder »Mountain Cannabis«, die man oft im Handel findet, enthalten kein THC und duften auch nur selten wirklich nach Hanf. Besser sind da schon selbstgemachte Räucherstäbe:

Räucherstäbe selbst herstellen Aus frischen Hanfzweigen wird ein mit Naturfaser gebundenes, gleichmäßiges Bündel gefertigt und zum Trocknen ausgehängt. Sobald es trocken ist, kann es wie ein Räucherstab abgebrannt werden. Solche Bündel lassen sich auch vorzüglich aus Kombinationen verschiedener Pflanzen herstellen.

Für die Praxis folgen hier einige wenige Rezepturen auf Hanfbasis bzw. mit Hanfanteil für Räuchermischungen. Ich beginne mit meiner Lieblings-Eigenkomposition, deren Zusammensetzung allerdings immer variieren kann. Nicht jeder liebt die wilde Mischung dieser verschiedenen Zutaten. Die geistbewegende Wirkung des Rezepts blieb hingegen den wenigsten Probanden verborgen.

1 Teil Marihuana-Blüten	*Cannabis* spp.	THC
1 Teil Stechapfelsamen	*Datura spp.*	Tropanalkaloide
1 Teil Tollkirschen-Blätter	*Atropa belladonna*	Tropanalkaloide
1 Teil gemahlene Mohnkapsel	*Papaver somniferum*	Opiumalkaloide
½ Teil Löwenohr-Kraut	*Leonotis leonurus*	Diterpene, Cumarine
½ Teil Salvia-Blätter	*Salvia divinorum*	Salvinorin A
½ Teil Stachelmohn-Kraut	*Argemone mexicana*	(Isochinolin-)Alkaloide
¼ Teil Kalmus-Wurzel	*Acorus calamus*	Asaron (Eugenol, Safrol)
¼ Teil Galanga-Wurzel	*Kaempferia galanga*	Ätherisches Öl
3 bis 5 geröstete Yopo-Samen	*Anadenanthera peregrina*	DMT, 5-MeO-DMT, Bufotenin
2 bis 6 Eibennadeln	*Taxus baccata*	Taxoide
beliebig viel Katzenminze	*Nepeta cataria*	Nepetalactone

Je nach Verfügbarkeit eignen sich getrocknete Coca-Blätter, Fruchtkörper des Fliegenpilzes *Amanita muscaria* und natürlich Copal-Harz vorzüglich zur Ergänzung der Mischung.

Christian Rätsch gibt in seiner *Enzyklopädie der psychoaktiven Pflanzen* zwei Anti-Asthma-Räuchermischungen mit Cannabis-Anteil an. Diese sind medizinisch höchst wertvoll und durchaus auf eigene Gefahr anwendbar.

Asthmazünder »Pressant« (1904) Nach Rätsch 1998:786

40 % Folia Stramoni *(Datura stramonium,* Stechapfel-Blätter)
10 % Herba *Cannabis indica* (Hanfkraut bzw. -blüten)
2,5 % Herba Hyoscyami *(Hyoscyamus niger;* Bilsenkraut-Kraut)
30 % Kalium nitricum (Kaliumnitrat)
2 % Anethol (aus *Anethum graveolens o. ä.)*
15,5 % Bindemittel (z.B. Gummi arabicum)
Das Gemisch wird verdampft und bei Asthma inhaliert.

Asthmaräucherpulver »Hadra« (ca. 1920)
Nach Rätsch 1998: 786
Das Asthmaräucherpulver »Hadra« wurde früher offiziell in Apotheken Mitteleuropas als Asthmamittel verkauft; die Rezeptur ist leider nur teilweise erhalten. So finden sich zwar alle Ingredienzien, nicht aber die Dosierungsangaben.
Herba Cannabis indica *(Cannabis indica),* Kraut • Folia Stramoni *(Datura stramonium),* Blätter • Herba Hyoscyami *(Hyoscyamus niger),* Kraut • Herba Lobelia *(Lobelia inflata), Kraut* • Folia Eucalypti *(Eucalyptus sp.),* Blätter • Kalium nitricum *(Kaliumnitrat)* • Menthol, ätherisches Öl

Ein weiteres, einfaches Rezept in Rätschs Buch ist der »Weihrauch, um Visionen zu erschauen« nach J. Rose (Rätsch 1998: 786).

Man nehme gleiche Teile von:
Sandelholz *(Santalum album)*
Hanfblüten, weibliche *(Cannabis sativa)*
Stechapfelsamen *(Datura innoxia* oder *Datura spp.)*
Eine Prise Veilchenwurzel *(Viola odorata L.)* und Sandelöl, Benzoe und Tolubalsam zur Aromatisierung.

Neben dem Rauchen und oralen Verzehr von Hanfprodukten gibt es viele weitere Anwendungen, die jedoch in unserer modernen Welt allmählich in Vergessenheit geraten sind. Hanf als Räucherstoff hat ein wesentlich größeres Potenzial, als zurzeit in der Öffentlichkeit bekannt ist. Wohl bekomm's!

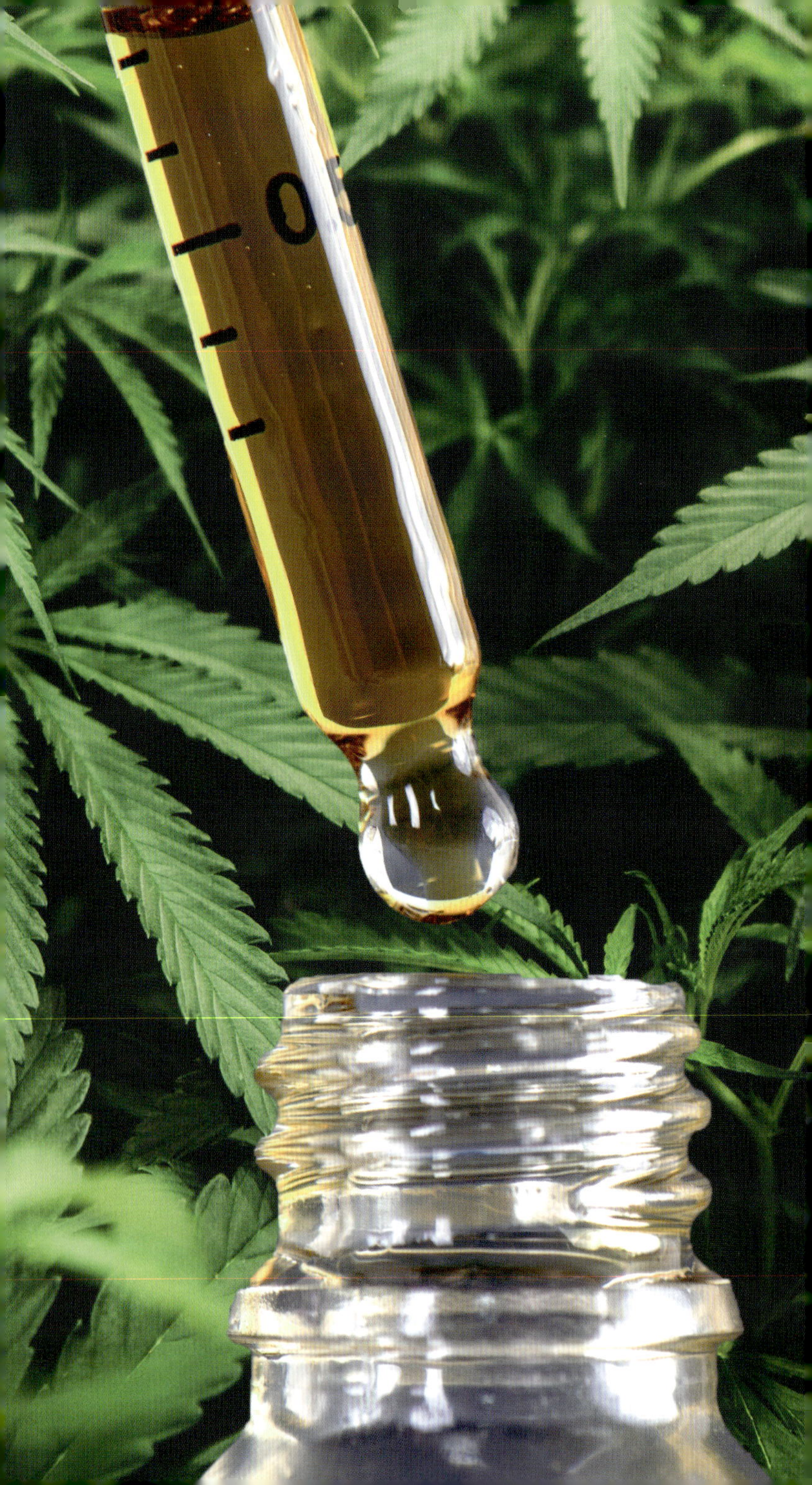

Heilen mit Cannabis

Cannabismedizin: Von der Arznei zum Politikum – und zurück

Das Thema rund um cannabis als Heilmittel und Medikament ist gerade heute aktueller denn je. Nun gut, nicht ganz vielleicht. Immerhin war der Hanf, wie wir gesehen haben, früher eine ganz normale populäre Medizinalpflanze, deren vielseitige Heilkraft die Menschen schätzten. Heute kämpfen Politiker, Aktivisten, Cannabispatienten um genau diesen Status, und obwohl Cannabis nachweislich seit Tausenden von Jahren als Medizinalgewächs bekannt ist und genutzt wird, argumentieren die Gegner einer freien Verfügbarkeit von Weed immer noch, dass es nicht genügend wissenschaftliche Beweise, also Studien etc., zur Hanfmedizin gebe.

»Seit über sechstausend Jahren wird der Hanf überall dort, wo er in der Gefolgschaft des Menschen hingelangte, als Heilmittel benutzt«, schreibt Ethnopharmakologe Christian Rätsch in seinem Buch *Hanf als Heilmittel.* Und Cannabismedizin-Experte und Mediziner Franjo Grotenhermen ergänzt:

> »Cannabis und THC entfalten eine Vielzahl von Wirkungen, die therapeutisch genutzt werden können. Im Vordergrund stehen die schmerzlindernden Eigenschaften, die Muskelentspannung, die Steigerung des Appetits, sowie die Hemmung von Übelkeit und Erbrechen. Andere medizinisch genutzte Wirkungen sind Entzündungshemmung, Senkung des Augeninnendrucks, Weitung der Bronchien, Stimmungsaufhellung und eine Anzahl weitere, oft noch wenig erforschte Effekte« (Aus: *Die Behandlung mit Cannabis und THC*).

Es ist ein Hohn, dass sich Patienten heute kriminalisieren lassen müssen und entweder gezwungen sind, auf ihr Medikament zu verzichten oder es sich auf illegalem Wege zu beschaffen – und dass man überhaupt darum kämpfen muss, Cannabis wieder als normales Heilmittel einsetzen zu können. Der Schweizer Apotheker Manfred Fankhauser erläutert in seinem Buch *Haschisch als Medikament:* »Die Aufnahme von Cannabis ins Betäubungsmittelgesetz kam durch wirtschaftliches Desinteresse der pharmazeutischen Industrie einerseits, andererseits durch politischen Druck von Außen, insbesondere den USA, zustande und nicht seiner Gefährlichkeit wegen«. Deshalb sieht Fankhauser den Fortschritt eher im Rückschritt zurück zu einem Status quo, bei dem Hanfmedizin von der Öffentlichkeit als etwas völlig Normales wahrgenommen wird – und nicht als Suchtgift, zu dem nur »Schwerkranke« Zugang erhalten. Wieso sollen nicht auch kleinere Leiden mit dieser nebenwirkungsarmen Medizin behandelt werden? Immerhin brach der Aufstand um die sogenannten Betäubungsmittel erst vor kurzem los. »Bis Anfang des 20. Jahrhunderts gab es für die sogenannten Betäubungsmittel noch keinen Sonderstatus; überhaupt waren etablierte Heilmittel wie Haschisch, Morphin und Kokain weniger ein Problem als die rasch ansteigende Anzahl von Medikamenten«. Die Gesellschaft war damals trotzdem kein Hort von Drogensüchtigen und Kriminellen – auch wenn es Abhängige immer gegeben hat, weil Abhängigkeit eine Erkrankung ist, die behandelt und nicht bestraft werden muss.

Das Schlusswort gönnen wir einem Protagonisten, der die Öffentlichkeit zu erreichen und zu bewegen fähig ist, dem Jugendrichter Andreas Müller. Er setzt sich mit vielen anderen für ein Ende der Verbotspolitik ein – für alle und nicht nur im medizinischen Rahmen! – und konstatiert im Vorwort seines Buchs *Kiffen und Kriminalität*: »Wir brauchen einen vernunftgesteuerten Umgang mit dem Thema Cannabis. Und wer die Vernunft walten lässt, kann nur zu dem Ergebnis kommen, dass eine Legalisierung in möglichst naher Zukunft unumgänglich ist.«

WHO empfiehlt Neubewertung von Cannabis

Wendepunkt für die weltweite Drogenpolitik?

Im ersten Quartal 2019 ist etwas geschehen, das den weltweiten Umgang mit Cannabis als Droge und Arzneimittel revolutionieren könnte. Die WHO (World Health Organisation), also die Weltgesundheitsbehörde Nummer eins, hat entschieden, Cannabis künftig neu einzustufen. Das ist die aktuelle Empfehlung der Gesundheitsexperten der WHO, die sich an alle 193 Mitgliedsstaaten der Vereinten Nationen (UN oder UNO) richtet. Grundlage der Empfehlung ist eine Neubewertung durch das Fachgremiums der WHO, die auf den neuesten wissenschaftlichen Erkenntnissen rund um Cannabis und Cannabinoide basiert. Heutzutage ist klar, dass Cannabis kein wertloses Suchtmittel, sondern eine wirksame Medizin ist, die Millionen von kranken Menschen helfen und ebenso viele nutzlose wie riskante Medikamente ersetzen könnte.

Die bisherige Praxis, Hanfprodukte als gefährliche Rauschgifte zu klassifizieren, basiert auf internationalen Verträgen, die mittlerweile veraltet und überholt sind, nämlich auf dem **Einheitsabkommen über die Betäubungsmittel** von 1961 (Single Convention on Narcotic Drugs) und auf der **Konvention über psychotrope Substanzen** von 1971 (Convention on Psychotropic Substances). Diese Verträge werden von zahlreichen Ländern immer wieder als Argument angeführt, weshalb Cannabis nicht aus den prohibitionistischen Betäubungsmittelverordnungen herausgenommen werden könne. Die Verträge sind nämlich für alle Unterzeichnerstaaten bindend und können nicht umgangen werden.

Jetzt rät das **Expertenkomitee der WHO für Drogenabhängigkeit** (ECDD, Expert Committee on Drug Dependence) unter anderem, Cannabisblüten und -harz aus der Tabelle IV (gefährliche Rauschmittel ohne medizinischen Nutzen) der 1961er Verträge herabzustufen und in die Tabelle I einzuordnen (riskante Drogen, die jedoch einen therapeutischen Wert aufweisen). Darüber hinaus sollen der hauptwirksame psychotrope Inhaltsstoff THC (Tetrahydrocannabinol) und dessen Isomere aus der Tabelle II der 1971er Verträge (Substanzen mit eingeschränktem therapeutischen Nutzen) gestrichen und ebenfalls in die Tabelle I des Übereinkommens über Betäubungsmittel von 1961 gesetzt werden.

Außerdem raten die Experten in Sachen Cannabidiol, dass Hanfprodukte, die überwiegend CBD und ein Maximum von 0,2 Prozent THC aufweisen, nicht mehr unter die internationale Kontrolle fallen sollen. Um das zu regeln, soll der Tabelle I der 1961er Verträge eine entsprechende Fußnote hinzugefügt werden, die dies klarstellt.

Wichtig zu wissen: Die Empfehlung der WHO ist rechtlich nicht bindend, da diese Behörde als »Weltgesundheitsministerium« nicht für die Ausarbeitung von Gesetzen zuständig ist, sondern nur beratende Funktion hat. Die Expertise der WHO-Fachleute könnte aber dazu führen, dass die internationalen Drogenverträge modifiziert werden. Und das bedeutet im Klartext: Die einzelnen Länder können, wenn auf Grundlage der WHO-Empfehlung die internationalen Verträge umgeschrieben werden, ihre diesbezügliche Drogenpolitik ändern – sie müssen es aber nicht.

Trotzdem: Die Empfehlung der WHO könnte in Sachen Cannabis einen Wendepunkt markieren. Mit der Umklassifizierung von Hanfprodukten würde die Grundlage für eine gerechte und wissenschaftlich fundiertere Cannabispolitik geschaffen. Jetzt liegt es an den UNO-Mitgliedstaaten, die über die Umsetzung der WHO-Empfehlung abstimmen müssen, bevor sie in die Tat umgesetzt werden kann.

Heile sich, wer kann! Cannabis als Heilmittel

Cannabis als Medizin ist bereits ein Modebegriff – auch viele hedonistisch ausgerichtete Kiffer sprechen mittlerweile beim Genuss ihres abendlichen Joints aus Spaß von »medizinischem Gebrauch«. Und so unrecht haben sie dabei gar nicht, denn Cannabis ist durchaus eine Medizin, deren Anwendung mannigfaltige vorbeugende Qualitäten vorzuweisen hat. Aber gegen welche Krankheiten und Leiden hilft Cannabis eigentlich? Was für Erkrankungen und welche Symptome können diese Pflanze und ihre Produkte lindern oder sogar heilen?

Im Rahmen dieses Büchleins kann lediglich ein Überblick über die Thematik erfolgen. Zum Thema Cannabis als Medizin gibt es ganze Bücher von klugen Kollegen. Verschaffen wir uns also einen Überblick über die vielfältigen Anwendungsgebiete des Hanfs.

Bekannt ist der Hanf als Heilmittel seit mindestens 8000, eher aber gar seit 10 000 Jahren, genaue Belege liegen der Wissenschaft bis dato noch nicht vor. Jedenfalls verwendeten die alten Ägypter und auch die Assyrer des Altertums den Hanf bereits als universelles Heilmittel, Forscher vermuten, dass schon die prähistorischen Mesopotamier den Hanf kannten und in jederlei Hinsicht nutzten – auch medizinisch. Der chinesische Kaiser Shen Nung, ein begeisterter Botaniker und Hobby-Ethnopharmakologe, empfahl schon um 2700 vor unserer Zeitrechnung in einem seiner Werke den Hanf als Heilmittel gegen Verstopfung, Rheuma, Gicht und andere Leiden.

So dienten, je nach Kulturkreis, *Cannabis indica, sativa* und *ruderalis* als Heil- und Medizinalkraut, das Schmerzen bekämpft, Frauenleiden lindert, gegen Depressionen hilfreich ist, als Augenmittel (schon damals und bis heute) bei Glaukom Verwendung fand und findet, als hervorragendes Stimulans und Tonikum, ja sogar als sogenanntes Allheilmittel. Aber auch als **Antidot bei Vergiftungen** galt und gilt Cannabis als Medizinalkraut der Wahl. In der ayurvedischen Medizin ist Cannabis seit jeher geschätztes Heilkraut, genauso wie die Hanfpflanze von Anfang an zum Arzneimittelschatz der Homöopathie gehört, auch wenn sogar diese sich heutzutage repressiven Problemen ausgesetzt sieht.

Entgegen dem landläufigen Vorurteil ist es nicht so, dass Cannabis in seiner Eigenschaft als Heilkraut stets und ausschließlich geraucht, gegessen oder getrunken zum Einsatz kommt. Es existieren mannigfaltige weitere Möglichkeiten, den Hanf als Medizin zu verwenden. Ethnobotaniker Christian Rätsch schreibt dazu in seiner *Enzyklopädie der psychoaktiven Pflanzen*:

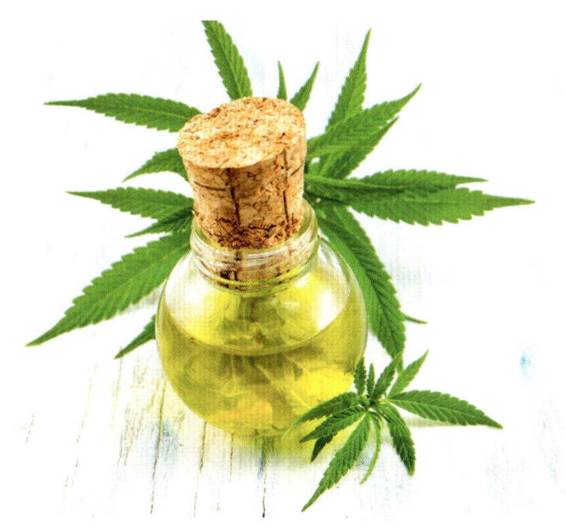

Der Hanf ist ein uraltes Heilmittel.

»Zu Beginn der frühen Neuzeit stimmten alle ‚Väter der Botanik' darin überein, dass der Hanf eine ‚warme und trockene Natur' habe und deswegen die Winde und Blähungen auflöse. Sie schrieben, dass er bei Ohrenleiden ein gutes Medikament abgäbe. Ebenso ist die Verwendung der gekochten Wurzel als Umschlag bei Gliederschmerzen mehrfach erwähnt. Die wichtigste Angabe zur frühen medizinischen Nutzung findet sich bei Tabernaemontanus, dessen Kräuterbuch zu den umfangreichsten Werken seiner Art zählt: ‚Welchen Weibern die Mutter aufstößt / denen soll man Hanff anzünden / und für die Nasen halten'. Dies ist wahrscheinlich die erste schriftliche Erwähnung des medizinischen Kiffens (zur Behandlung von Gebärmutterkrämpfen) in der deutschen Literatur« (Rätsch 2018: 149).

Cannabis-Kraut, -Blüten und -Samen werden also nicht nur geraucht, geräuchert oder auf andere Weise eingenommen. Die Pflanze wurde und wird ethnomedizinisch außerdem in Form von **Umschlägen und Kompressen, Cremes** (zum Beispiel aus der Wurzel gewonnene) und **Ölen** sowie in anderen Applikationsformen angewendet.

Berühmt ist beispielsweise das historische Haschisch vom Zürcher Apotheker Karrer, das bis vor hundert Jahren in der Schweiz verkauft wurde – und zwar als »idealstes Mittel gegen Hühneraugen, Hornhaut und Warzen«. Seit 1883 fanden sich in den Tageszeitungen der Schweiz die heute noch bekannten, mittlerweile eher kurios anmutenden Anzeigen:

»Es ist eine wahre Freude, wenn man plötzlich entdeckt, wie unter der wohltätigen Einwirkung von Apoth. Karrers Haschisch alle Hühneraugen, Hornhaut und Warzen auf Nimmer-Wiedersehen verschwinden. Hauptdepot beim Erfinder Apoth. Karrer (...). Man verlange ausdrücklich Karrers Haschisch.«

Im übrigen bestanden so gut wie alle Hühneraugenpräparate, die weltweit bis 1937 vermarktet wurden, zum Großteil aus Haschischzubereitungen (vgl. Seite 84).

Wie viele Krankheiten und Leiden genau mit Hanf erfolgreich behandelt werden können, ist nicht abschließend geklärt. Niemand hat bisher erfasst, welche Erkrankungen unterstützend oder ausschließlich mit Cannabis behandelt werden können. Ein solches Vorhaben wäre auch gar nicht leicht, existieren doch weltweit zahlreiche Krankheiten, deren Symptome in aller Regel immer wieder Schnittmengen bilden. So scheint es sinnvoller, sich anzusehen, welche Symptome Cannabis zu lindern oder zu heilen vermag. Franjo Grotenhermen fasst in seinem Buch *Die Behandlung mit Cannabis und THC* zusammen:

> »Cannabisprodukte üben eine Vielzahl von Wirkungen aus. Sie können daher nicht selten mehrere Symptome einer Erkrankung lindern. Dazu zählen beispielsweise Schmerzen, Muskelspastik, Blasenfunktionsstörungen, und Schlafstörungen bei multipler Sklerose sowie Appetitlosigkeit, Übelkeit, Schmerzen und Depressionen bei Krebs. Diese Art der Kombinationstherapie kann in einigen Fällen mehrere andere Medikamente ersetzen.«

Schon dieser Absatz veranschaulicht deutlich, wie vielseitig Cannabis als Medizin anzuwenden ist. Gehen wir nun aber systematisch auf eine Auswahl von Symptomen und Krankheiten ein, die bekanntermaßen mit Cannabis behandelt werden können.

Allergien wie Heuschnupfen, Asthma, Tierhaar- und Hausstauballergien können durch Cannabinoide deutlich gelindert werden, zum Beispiel durch eine Weitung der Bronchien. Wenn Krebs- oder Aids-Patienten unter **Appetitlosigkeit** leiden und deshalb zusehends abmagern, kann Cannabis helfen, die Esslust anzuregen. **Bewegungsstörungen** vieler Art bei Parkinsonscher Krankheit, Tourette-Syndrom und andere Erkrankungen können durch Cannabisprodukte sichtbar gelindert werden. Auch bei **Entzündungen** aller Art ist Cannabis ein hilfreiches Medikament. So kann die Pflanze erwiesenermaßen die schwere und chronische Dickdarmentzündung **Colitis ulcerosa** und andere, ähnliche Krankheiten heilen oder zumindest rasch lindern, zum Beispiel **Morbus Crohn.**

Epileptiker sollten im Umgang mit Cannabis aufpassen. Hanf kann die Symptome einer **Epilepsie** unterbinden, kann aber in manchen Fällen ebenso gut kontraproduktiv wirken und Anfälle provozieren. Bei einer **Gastritis,** also einer Entzündung der Magenschleimhaut, hilft Hanf, weil er eine übermäßige Produktion von Magensäure unterbindet. Cannabis ist weiterhin eine hervorragende

Geburtshilfe, weil es wehenfördernde Eigenschaften hat. Bekannt ist die lindernde Wirkung des Hanfs beim **Glaukom** schon seit Urzeiten (siehe oben). Cannabis hilft bei dieser Krankheit, indem es den Augeninnendruck senkt. Hanfzubereitungen lassen sich bei einigen Menschen zur Bekämpfung von starkem **Juckreiz** einsetzen.

In einigen Fällen kann Cannabis latent vorhandene Psychosen aktivieren. Das ist jedoch bisher nur sehr selten belegt, es kommt also im Vergleich zur Gesamtmasse der Cannabis konsumierenden Menschen nicht so häufig vor. Andererseits ist der Hanf geeignet, **psychische Leiden** zu lindern. So kann man beispielsweise Depressionen, Alkoholismus, Schlafstörungen, Angststörungen, ADS, Hyperaktivität, Belastungsstörungen und viele andere Erkrankungen psychischer Natur mit Cannabis und Cannabisprodukten behandeln.

Allgemein bekannt ist die Tatsache, dass Cannabis hilfreich als vielseitige Schmerzmedikation ist, weil es nachweislich **schmerzlindernde Effekte** hat. Mancher chronische Schmerzpatient kann nur mithilfe von Cannabis ein normales Leben führen. Cannabis lindert die verschiedensten Schmerzformen: Kopfschmerzen, Nervenschmerzen, Schmerzen bei chronischer Darmentzündung und während der Krebstherapie, Phantomschmerzen, Schmerzen nach äußerlicher Einwirkung, zum Beispiel bei Knochenbrüchen und so weiter. Selbst bei **Schluckauf** kann der Hanf lindernd ins Geschehen eingreifen.

Weil Cannabis außerdem **relaxierend** wirkt, ist es ein geeignetes Medikament bei Spastiken und anderen Muskelleiden, zum Beispiel bei Multipler Sklerose, nach einem Schlaganfall, bei Bandscheibenvorfällen und Querschnittlähmung. Manche unter **Tinnitus** leidenden Patienten berichten von einer deutlichen Verbesserung ihrer Ohrgeräusche nach der Einnahme von Cannabis. Schließlich ist Cannabis ein wunderbares Kraut gegen alle Arten von **Übelkeit** und damit auch gegen Erbrechen, was in der Krebstherapie von ganz besonderem Vorteil ist.

Politik ist am Zug

Cannabis ist also in der Tat so etwas wie eine Wunderpflanze – die Fakten sprechen für sich. Sicher gibt es mannigfaltige weitere Symptome, die der Hanf zu lindern oder zu heilen vermag. Um so schlimmer, dass mit dem Cannabisverbot Millionen von kranken Menschen eine wirksame und nebenwirkungsfreie Medizin vorenthalten wird. Es mag Ausnahmeregelungen geben; viele sind es beileibe nicht. Aber solche Ausnahmeregelungen erwirken nur Menschen, die über ein Mindestmaß an Kraft, Courage und viel Mut verfügen. Nicht alle Patienten, die auf Cannabis angewiesen wären, sind in der Lage, sich für den Erhalt ihrer Medizin so vehement und vor allem langfristig einzusetzen.

Hier müsste die Politik ansetzen. Politiker müssten dem Volk dienen, das Beste für es bewirken und vor allem: die Schwachen schützen. Das Gegenteil wird mit der Prohibition und dem War on Drugs erreicht: Menschen werden ihrer Freiheit beraubt und – als wäre das nicht schon schlimm genug – schließlich auch ihrer Gesundheit. Dieser Skandal kann nur andauern, weil so gut wie die ganze Welt vom Anslingerschem Fieber infiziert ist (Harry Anslinger war der US-amerikanische Initiator der Hanfprohibition).

Eine ganze Armada von Pharmaunternehmen wird auf die Barrikaden gehen, wenn der Hanf eines Tages wieder freigegeben wird. Denn Cannabis vermag Tausende von Medikamenten sinnvoll und gesundheitsfördernd zu ersetzen; der Hanf als Pflanze kann jedoch nicht patentiert werden, zum Leidwesen der Pharmariesen. Mit Cannabis kann kein pharmazeutisches Unternehmen großen Profit generieren, mit allen anderen Präparaten, die zurzeit anstelle des Hanfs eingesetzt werden, hingegen schon. Sehr viele Medikamente weisen unerwünschte, teils schwerwiegende Nebenwirkungen auf, was den Konzernen jedoch egal ist, weil sie eben Geld bringen – ein Trauerspiel, dem mit vernünftigen Argumenten immer noch nicht beizukommen ist. Irgendwann bemerkt vielleicht das Volk, was seine Vertreter nicht begreifen. Spätestens dann muss sich etwas ändern. Erst wenn auch der Letzte begriffen hat, dass der Weg der Prohibition der falsche ist, können die Patienten aufatmen, die Cannabis benötigen, um zu leben. Es wird ein langer Weg sein bis dahin. Dass Cannabis so vielen Menschen zu helfen vermag, wird aber über kurz oder lang sicher dazu beitragen, dass diese wunderbare Pflanze irgendwann wieder freigegeben wird.

Ist Hanf ein exotisches Pharmakon?

Gerade ist Cannabis in Deutschland zu medizinischen Zwecken legalisiert worden, Patienten atmen auf, aber manche politischen Funktionäre betonen nach wie vor medienwirksam, dass der Hanf als Heilmittel bei uns keine Tradition habe. Und die Krankenversicherer, die mit der Gesetzesänderung nun einen gewaltigen

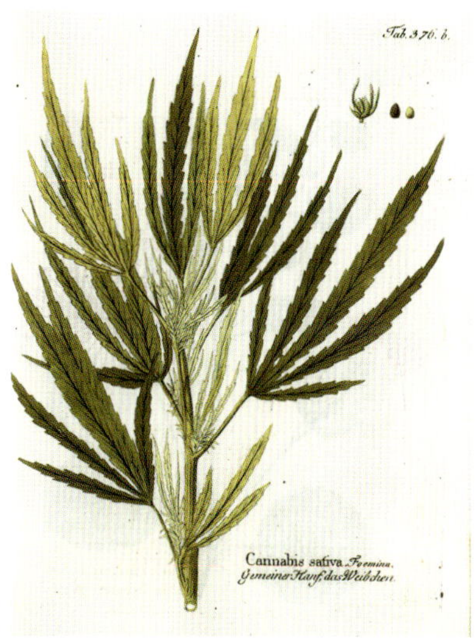

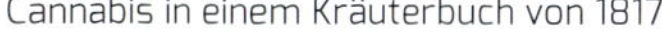

Cannabis in einem Kräuterbuch von 1817

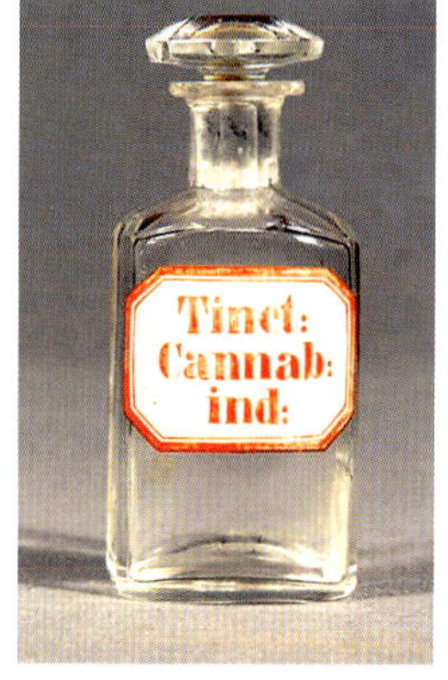

Cannabis-Medizinflasche

Kostenapparat auf sich zukommen sehen, wollen uns weismachen, dass der medizinische Nutzen der Cannabispflanze nicht gesichert und wissenschaftlich belegt sei. Das ist allerdings nicht korrekt. In Wirklichkeit wird Cannabis seit ewigen Zeiten als Heilmittel verwendet. Ein Blick in alte Kräuterbücher verrät, dass diese wertvolle Pflanze in der Tat in früheren Zeiten sowohl volksmedizinisch wie auch durch Medizinerhand als Heilmittel zum Einsatz kam – nicht nur in Asien und Afrika, sondern auch in Mitteleuropa. Kein Wunder, vermag die Cannabispflanze mit ihren zahlreichen Inhaltsstoffen doch eine schier unglaubliche Anzahl an Krankheiten und Gebrechen positiv zu beeinflussen. Zum Beispiel bei Husten, Wassersucht, Lungenleiden und sogar bei massiven Herzproblemen wurde noch in Büchern um 1940 der Hanf empfohlen:

»In Wasser gekocht und getrunken wird der Hanf bei starkem Husten mit Erfolg angewandt und beseitigt die rauhe Stimme; in Milch gesotten und getrunken hat er sich als ein gutes Mittel gegen Wassersucht gezeigt. In homöopathischer Form (mit Schnaps angesetzt und ausgezogen), verwendet man den Hanf bei Lungenentzündung mit Irrereden oder mit Erbrechen von Galle, gegen Stechen in der Brust, wenn sich Schmerzen beim Atmen und Sprechen bemerkbar machen; außerdem gegen langwierige Harnverhaltung, besonders dann, wenn der Urin nur tropfenweise abgeht und die Harnröhre entzündet ist. Dr. Lutze rühmt den Hanf bei großer Müdigkeit, wenn sie von körperlicher Überanstrengung herrührt, auch gegen Stöße oder Schläge in der Herzgegend und Herzentzündung als eine ausgezeichnete Arznei.« Aus: M. Lassel (1940): *Gesundheit und Kraft durch Kräutergold,* Kolbermoor-Oberbayern: Kräuterbuchverlag Lassel (Seite 88)

Cannabissamen sind gemäß dem *Buch der Kräuter* von 1920 unter anderem hilfreich, wenn es im Bett nicht mehr richtig klappt – oder auf dem Klo:

»Man zerreibe den Hanfsamen in einem Mörser, gibt ¼ Liter Wasser dazu, dieses ergibt eine Milch. Stündlich einen Esslöffel voll genommen, wirkt gegen schmerzenden Urin, Blutwallungen, Nieren- und Blasenleiden, Schwäche des Geschlechtsvermögens, Unfruchtbarkeit und auch gegen Stuhlverstopfung.« Aus: O. Brunnfels (Hg.), 1920: *Das Buch der Kräuter,* Dresden: Verlag Urbania-Gesellschaft (S. 22)

Dass Haschisch und Marihuana nicht nur für Kiffer, sondern ebenso für kranke Menschen nützlich sind, verriet das *Lehrbuch der Pharmakognosie* kurz nach dem Krieg allen Pharmaziestudenten: Herba Cannabis indicae,

»... als Haschisch bekanntes, narkotisches Genussmittel, das in den mohammedanischen Ländern des Orients sehr verbreitet ist und durch Einwirkung auf die Großhirnrinde einen Rausch erzeugt. Es kann medizinisch bei Neuralgien, Migräne und Magenkrampf, als hypnotisches und schmerzstillendes Mittel verwandt werden. Extr. Cannabis zuweilen als Zusatz zu Hühneraugenmitteln« (Seite 199).

»Die getrockneten Krautspitzen vom Indischen Hanf (Haschisch) werden verarbeitet und bei heftigen Kopfschmerzen und Delirium tremens angewandt.« Aus: G. Karsten, U. Weber, 1949: *Lehrbuch der Pharmakognosie,* Jena: Verlag Gustav Fischer (Seite 383)

Ein ganz besonderes Schmankerl findet sich im *Ergänzungsbuch zum Deutschen Arzneibuch.* Dort wird nämlich erläutert, wie einfach es ist, Cannabisextrakt herzustellen:

Man nehme

- Einen Teil pulverisierte Hanfblüten und -blätter
- Zehn Teile Weingeist

Das Pflanzenmaterial sechs Tage lang bei Zimmertemperatur in fünf Teile Weingeist einlegen und häufig schütteln. Im Anschluss auspressen. Den Rückstand wiederum mit fünf Teilen Weingeist drei Tage lang ausziehen. »Beide Auszüge werden vereinigt, nach dem Absetzen filtriert und zu einem dicken Extrakt eingedampft. Indischhanfextrakt ist dunkelgrün, in Wasser unlöslich, löslich in Weingeist und Kollodium« (Seite 124).

Maximale Einzeldosis: 0,1 Gramm. Maximale Tagesdosis: 0,3 Gramm. Mittlere Einzeldosis: 0,03 Gramm innerlich. Das Extrakt ist vorsichtig aufzubewahren.

Aus dem fertigen Extrakt kann nach dem pharmazeutischen Buch auch eine Tinktur bereitet werden. Man verwendet hierzu 50 Teile Hanfextrakt und 950 Teile Weingeist. Die Tinktur riecht schwach und hat eine dunkelgrüne Farbe. Maximale Einzeldosis: ein Gramm. Maximale Tagesdosis: drei Gramm. Als Tropfen zur innerlichen Einnahme 0,3 Gramm, also 20 Tropfen (Seite 485). Aus: O.A. (1953), *Ergänzungsbuch zum Deutschen Arzneibuch,* Stuttgart: Deutscher Apotheker-Verlag

Heutzutage sind solche Einträge aus den Kräuterbüchern und Apothekerbibliotheken verbannt. Höchstens im historischen Kontext, meist über das Antiquariat, finden sich hier und da verstreute Informationen darüber, was früher mit Hanf so angestellt wurde.

Cannabis war aus den Pharmakopöen schlicht nicht wegzudenken – weil das Spektrum der medizinischen Wirksamkeit riesig ist, die Nebenwirkungen der Pflanze und ihrer Inhaltsstoffe bei sachgemäßem Gebrauch jedoch kein nennenswertes Risiko darstellen. Noch gelten Hanfheilmittel als exotisch – zu Unrecht, wie wir gesehen haben, Es wird Zeit, dass diese Pflanze und ihre Produkte wieder als das betrachtet werden, was sie sind: nämlich nutzbringende Geschenke der Natur.

Hanf für den Geist

Cannabis und psychische Gesundheit

Ein immer wieder bemühtes »Argument« der Hanfgegner und Prohibitionisten ist die Aussage, Cannabis könne Psychosen auslösen und psychisch abhängig machen. Wir wollen nicht schönreden, dass bei Menschen, die eine latente (versteckte) Psychose in sich tragen, durch Rauschmittelkonsum die Krankheit aktiviert werden kann. Wir wollen auch nicht abstreiten, dass es Leute gibt, die ihren Cannabisgebrauch nicht im Griff haben, direkt nach dem Aufstehen zur Pfeife oder zum Joint greifen und dann ihren Alltag nicht mehr richtig meistern. Sicherlich gibt es Patienten, die ohne die nötige Dosis Hanf nach dem Aufwachen nicht in Schwung kommen können. User mit pathologischem Konsummuster gibt es natürlich auch, wenngleich sie sich in der Minderheit befinden (denn es gibt immer Menschen mit komplizierten Biografien, denen ein normales Leben nicht möglich ist und die eine wie auch immer geartete Abhängigkeit gegenüber Stoffen oder Verhaltensweisen entwickeln).

Die Rauschwirkung von Cannabisprodukten wird heutzutage zunehmend trivialisiert, obwohl psychotroper Hanf durchaus

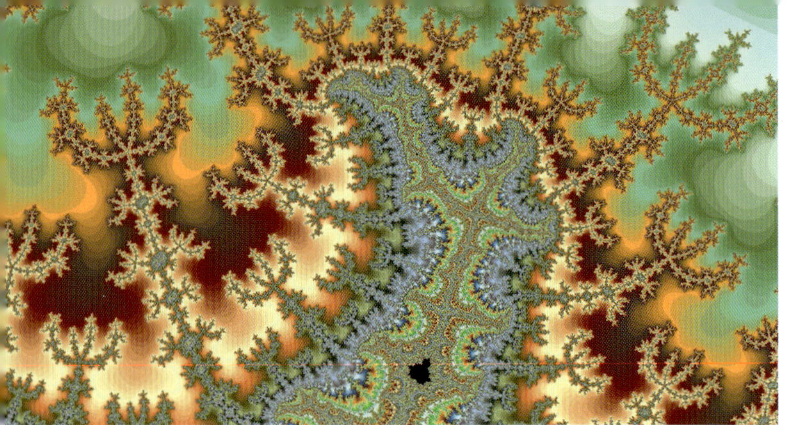

Cannabis kann psychedelisch wirken.

psychedelische, also bewusstseinserweiternde Effekte induzieren kann. Manche haben auf Cannabis spirituelle Erkenntnisse, andere berichten von meditativen Rückführungserlebnissen in die eigene Kindheit oder in vergangene Leben. Der Schriftsteller und Kultautor der psychedelischen Bewegung Robert Anton Wilson schildert in seinem heute kaum noch bekannten Buch *Cosmic Trigger*, was Pot (= Marihuana) mit ihm und seinem psychischen Potenzial so angestellt hat:

»Die meisten Phänomene der Selbsthypnose sind mit Marihuana ziemlich leicht zu reproduzieren, ohne dass das langwierige Training normaler Hypnose erforderlich wäre. Anstatt des bloßen Vermittlers einer ungeplanten Reise in unerwartete Sinnesabenteuer wurde dagegen Pot zu einem bewussten Programm zur Verfeinerung der Sinne. Man konnte Musik in Farben verwandeln, in Zärtlichkeiten, in Gerüche; man konnte zu einer gigantischen Größe wachsen oder kleiner als die eigenen Zellen oder Moleküle zusammenschrumpfen; man konnte das eigene Nervensystem abstimmen wie eine Mikroskop-Fernseh-Kombination. Mehrere außergewöhnliche mit der Durchführung derartiger Experimente verbrachte Monate zeigten bald, dass man viele dieser Erfahrungen ohne Pot machen konnte (obwohl es mit Pot nach wie vor leichter war) (...). Man entdeckte bald, dass Pot ein Werkzeug sein konnte, mit dem man das Nervensystem nach Bedarf abstimmen konnte, so wie man das beim Bild des Fernsehers zu tun pflegt. (...) Indem ich Pot und Yoga kombinierte, bemerkte ich sehr bald, dass das Nervensystem praktisch von all jenen Wahrnehmungen und Reflexen befreit werden kann, die unser normales Spektrum an Möglichkeiten darstellt« (Wilson 1979: 79f.).

Wilson beschreibt hier nichts weiter als die Eigenschaft des Cannabis, psychedelische Erfahrungen herbeizuführen – Effekte, die bei Gewohnheitskiffern eher in den Hintergrund treten, nach einer längeren Abstinenz jedoch potenziell von allen Konsumenten erlebt werden können. Und wo das Potenzial zur psychedelischen Erfahrung vorhanden ist, lauert eben nicht nur die von Drogengegnern vielzitierte versteckte Psychose (die vom Cannabis und den potenteren Psychedelika nicht direkt ausgelöst wird, sondern nur dann ausbricht, wenn sie schon latent vorhanden war). Im Gegenteil: Die psychische Gesundheit kann von bewusstseinserweiternden Substanzen enorm profitieren, wenn man sich die Droge als Therapeutikum dienstbar macht. Schauen wir uns also an, welche psychischen und neuropsychiatrischen Leiden mit Cannabis behandelt werden können.

Bekannt ist, dass chronische Dauerkiffer von ihrem Konsum depressiv werden können. Das sind Menschen, die vermutlich früher oder später sowieso psychische Beschwerden ausprägen werden. Cannabis ist jedoch bei sachgemäßem Gebrauch auch ein wirksames **Antidepressivum,** das die Lebensqualität von psychisch Erkrankten deutlich verbessern kann. Schon Andi Haller hatte 1996 in seiner *Hanffibel* erklärt: »Positive Erfahrungen mit dem unterstützenden Einsatz von Cannabis in der Psychotherapie wurden unter anderem bei der Behandlung von Depressionen, nervösen Spannungszuständen sowie des Alkoholmissbrauchs gemacht« (HALLER 1996: 51).

Der Cannabismedizin-Fachmann und Arzt Franjo Grotenhermen schreibt: »Die im Cannabisrausch erlebten Gefühle können zu einer vorübergehenden Entlastung von psychischem und physischem Leiden führen. Cannabis kann wieder etwas Freude ins Leben bringen« (GROTENHERMEN 2015: 56). Ein konventioneller Psychiater wird auf diese Aussage hin vermutlich eine Entzugstherapie empfehlen, denn Cannabis (und andere Drogen) gaukeln nach prohibitiver Ansicht gute Laune und Freude ja nur künstlich vor. Diese Meinung ist jedoch veraltet, wie Grotenhermen erklärt:

> »Es ist bekannt, dass Lebensfreude und Lebensmut sich günstig auf den Verlauf vieler Krankheiten auswirken, während Niedergeschlagenheit und Verzweiflung schlechte Arzneien sind. Die Intensität der gewünschten Cannabiseffekte kann über die Dosierung gesteuert werden. Eine leichte antidepressive Wirkung trat in (…) Studien bereits bei recht niedrigen Dosen ein, die noch nicht zu merklichen psychischen Veränderungen führten. (…) Einige Erfahrungen von niedergelassenen Ärzten mit Dronabinol zeigen, dass THC nicht nur bei reaktiven Depressionen hilfreich sein kann, wie sie im Rahmen von schweren Erkrankungen auftreten, sondern auch bei so genannten neurotischen Depressionen, das heißt einer gedrückten Stimmung sowie Interesse- und Freudlosigkeit über Wochen und Monate, ohne dass es einen besonderen Anlass gibt« (ebd.).

Schon früher hat man das Potenzial des Hanfs erkannt, die sogenannte **Schwermut** zu lindern. Ein Blick in pharmazeutische Bücher aus der Vorprohibitionszeit bestätigt das. Der Ethnopharmakologe Christian Rätsch erläutert dazu: »Früher bezeichnete man das, was wir heute unter Depressionen verstehen, als Schwermut – und Cannabisprodukte haben schon immer gegen dunkle und unheilvolle Gedanken geholfen, wenn man sie korrekt anwendet« (persönliche Mitteilung).

Auch bei **Angststörungen** und der heutzutage viel besprochenen PTBS, der Posttraumatischen Belastungsstörung, leistet Cannabis als Medikament potenziell hilfreiche Dienste. Auch hier spielt wieder die Frage der sachgemäßen Handhabung die größte Rolle, denn Cannabis ist dafür bekannt, dass es Angst-Episoden, Verfolgungswahn und panische Zustände herbeiführen kann. Cannabisprodukte können »bei chronischen Angststörungen und immer wieder ohne äußere Ursache auftretenden Panikattacken allerdings auch hilfreich sein«:

> «Ein derart betroffener Mann berichtete mir im Jahre 2002 Folgendes: Die Attacken hatten bei ihm ohne erkennbaren Grund vor einem dreiviertel Jahr begonnen und seien fast täglich aufgetreten. Zudem habe er unter Übelkeit, Appetitlosigkeit und Schwindelgefühl gelitten. Er habe vom Arzt starke Medikamente bekommen, die er aber nicht auf Dauer einnehmen wollte. Vor fünf Monaten habe er mit dem Konsum von Cannabis begonnen, jetzt etwa dreimal pro Woche – nicht während, sondern zwischen den einzelnen Anfällen. Die Panikattacken seien dann immer seltener und weniger heftig geworden. Das Schwindelgefühl und die Übelkeit seien vollständig verschwunden und er habe nun auch wieder Appetit. Die Panikattacken seien in Folge ebenfalls fast vollständig verschwunden« (Grotenhermen 2015: 57f.).

Das ist ein Fallbeispiel, wie wir es in der Propaganda der Drogengegner nicht zu hören bekommen – das beste Beispiel dafür, dass es immer auf die richtige Handhabung der Substanzen ankommt. Der Spruch des Paracelsus ist auch heute noch (und gerade heute!) wahr und wichtig: Erst die Dosis entscheidet darüber, ob ein Ding ein Gift ist oder nicht. Hätte der Mann das Cannabis während seiner Attacken eingenommen, so hätten sich die Panikanfälle durchaus verschlimmern können. Zumindest ist das in diesem Fall anzunehmen. Bei anderen Patienten muss das nicht zwingend genauso sein. Es gibt auch Menschen, die sich bei einer akuten Angstattacke mit Cannabis gegen die Panik behandeln können.

Bei Substanzen, die wir unseren zentralen Nervensystem zuführen, sind nicht nur Dosis, Set und Setting entscheidend, sondern auch unsere persönliche **Empfänglichkeit** gegenüber psychisch wirksamen Molekülen. Diese Empfänglichkeit hat nur indirekt mit dem zu tun, was wir als Set bezeichnen, denn das sogenannte Set definiert den individuellen aktuellen Geisteszustand, also die Laune und Stimmung, Vorfreude auf die Erfahrung oder Angst vor derselben, die Erwartungshaltung gegenüber der Substanz, der Erfahrung und des Verhaltens anderer anwesender Menschen und so weiter. Die persönliche Empfänglichkeit hingegen kann man in aller Regel nicht beeinflussen. Manche reagieren auf gewisse Stoffe mit allergischen Reaktionen, manche vertragen ein bestimmtes Mittel grundsätzlich nicht und reagieren auf andere Weise körperlich, wieder andere verspüren von speziellen Pharmaka keine oder nur wenig Wirkung, während die nächsten der Substanz gegenüber überempfindlich reagieren.

Man kann nicht allgemeingültig sagen, dass Cannabis bei Angststörungen hilft und auch nicht, dass Cannabis Angststörungen hervorruft. Erst die Kombination aus richtiger Anwendung und persönlicher Empfänglichkeit definiert die zu erwartende Wirkung oder Erfahrung. Das gilt im übrigen für alle Bereiche der pharmakologischen Effekte einer Droge.

Wie kann die anxiolytische (angstlösende) Effektivität des Cannabis bei Einzelnen erklärt werden? Franjo Grotenhermen schreibt:

»Wissenschaftler vom Max-Planck-Institut für Psychiatrie in München haben in einer Studie aus dem Jahre 2002 gezeigt, dass das endogene Cannabinoidsystem [das sind die körpereigenen Cannabiswirkstoffe; M.B.] eine zentrale Rolle bei der Auslöschung unangenehmer Erinnerungen spielt. Diese tierexperimentellen Untersuchungen wurden später durch Studien mit gesunden Freiwilligen bestätigt (…). Wer Cannabinoide erhält, vergisst schneller belastende Ereignisse« (GROTENHERMEN 2015: 58).

Bekannt ist der Fall einer heute 50 Jahre alten Frau, Jill Price aus Los Angeles, die aufgrund einer äußerst seltenen »Erkrankung« nicht in der Lage ist, irgendetwas an Ereignissen aus ihrem Leben seit 1980 zu vergessen. Es gibt – und das wissen wir alle – Situationen, die man am liebsten so schnell wie möglich verdrängt und vergisst. Wir können uns als nicht Betroffene gar nicht vorstellen, was es heißen mag, niemals auch nur eine Kleinigkeit des eigenen Lebenslaufs vergessen zu dürfen.

Körpereigene Cannabinoide können dabei helfen, traumatische Ereignisse aus dem Alltagsbewusstsein zu verbannen. Jill Price leidet vermutlich unter einer Störung ihres endogenen Cannabinoidhaushalts; möglicherweise würde ihr die Einnahme von äußerlich zugeführten Cannabiswirkstoffen gute Dienste leisten.

Endogene Psychosen, also psychotische Erkrankungen, die ohne äußeren Anlass auftreten, und **bipolare Störungen** (manische Depressionen) können ebenfalls mit Cannabis behandelt werden, obgleich die wissenschaftliche Datenlage zu diesem Gebiet nur sehr dünn ist. Es gibt Menschen, die sich bei durch Traumata bedingten depressiven Störungen erfolgreich mit Hanfpräparaten behandeln. Der Cannabisforscher Lester Grinspoon hat 2004 von Fallbeispielen berichtet, bei denen Menschen mit Marihuana ihre Depressionen und Manien selbst therapieren konnten. Auch in Internet finden sich Erfahrungsberichte in einschlägigen Foren, die von positiven Effekten des Cannabis gegenüber depressiven Krankheiten berichten – hier ein Beispiel aus dem Onlineforum land-der-traeume.de*:

»Es geht darum, dass ich schon, seitdem ich sechs bin, täglich Medikamente nehmen muss gegen innere Unruhe und Depressionen und ich bis heute kein Medikament gefunden hab, was so gut hilft wie Cannabis (...). Ich weiß, dass es in Deutschland Sonderregelungen für Menschen gibt, [denen] nur noch Cannabis hilft (...). Ich hab keine Lust, meinen Körper jeden Tag mit Chemie vollzupumpen (...)«.

Ein anderes Posting aus dem Schweizer Drogenforum von Eve & Rave berichtet Folgendes:

»Es macht Verstimmungen wett, entspannt, bringt Gedanken in Flow, ohne wirklich prall zu sein. (...) Depressionen, Angst und Schlafstörungen, Verspannungen und Restless Legs krieg ich damit sehr gut in Griff. Mann, das Zeug brauch ich als Dauermedikation ... warum ist Cannabis illegal?«.

Alle bisher dokumentierten Fälle beziehen sich auf die Verwendung von psychoaktiven Cannabisprodukten (Produkte der ganzen Pflanze und Dronabinol = THC). Ein zurzeit sehr populäres Gebiet in der Cannabisforschung ist jedoch auch die medizinische Wirksamkeit des Cannabinoids CBD (Cannabidiol). CBD kommt in vielen Hanfpflanzen neben THC sowie anderen Cannabinoiden und Inhaltsstoffen vor. Es hat selber keine psychotropen Eigenschaften – abgesehen von einer leicht sedativen Wirkung, die jedoch nicht bei allen Anwendern eintritt – und kann zur Behandlung von psychischen Leiden eingesetzt werden. Dazu ein weiteres Posting aus dem Eve&Rave-Forum:

Auf die Frage »Kann jemand berichten, wie CBD-Liquid solo wirkt? Vielleicht sogar jemand, der unter Anspannung, Unruhe, Ängsten, Depressionen leidet?«, kam folgende Antwort: »Ja, ich habe es aus den Gründen geholt. Soziale Phobie, Depressionen, Schlaflosigkeit und ADHS. Und

* Alle im Folgenden zitierten Forenbeiträge sind orthografisch korrigiert.

es hat gewirkt. Am besten gegen die Unruhe und Anspannung, damit auch gegen einen Teil der Depressionen. Ängste gingen leicht zurück, aber ich denke, das kam durch die geringe Dosierung«.

Und noch ein Thema: Weil in den Ausführungen der Prohibitionisten immer wieder gewarnt wird, dass Cannabis süchtig mache und zu anderen, viel gefährlicheren Drogen führe (die längst widerlegte Einstiegsdrogen-Theorie), zitieren wir nochmals Franjo Grotenhermen. Denn Cannabis ist, was viele nicht wissen, auch ein probates Mittel zur **Therapie von Substanzabhängigkeiten:**

> »Über die Verwendung von Cannabisprodukten bei der Behandlung der Alkohol-, Opiat- und Schlafmittelabhängigkeit wird seit mehr als 100 Jahren immer wieder berichtet. Die günstigen Effekte auf Abstinenzsymptome beim Opiatentzug wurden in jüngerer Zeit auch in Tierversuchen nachgewiesen. Dabei ist zu bedenken, dass Sucht eine Erkrankung ist, die in erster Linie durch psychosoziale Maßnahmen geheilt werden kann. Cannabis scheint daneben indes eine hilfreiche Unterstützung darzustellen« (Grotenhermen 2015: 66f.).

In vielen Fällen können Hanfprodukte bei psychischen oder neuropsychiatrischen Störungen erfolgreich eingesetzt werden. Dazu zählen unter anderem **Schlafstörungen, die Symptome der Alzheimer-Krankheit, Autismus, Schizophrenie, ADHS,** das **Tourette-Syndrom** und **Zwangsneurosen.** Es wird Zeit, dass die Forschung auf diesem Gebiet wieder unbehelligt fortgesetzt werden kann und dass betroffene Patienten möglichst bald an ihre dringend notwendige Medizin gelangen können, ohne dass sie sich einem Gewaltmarsch durch bürokratische Wüstengebiete unterziehen müssen.

Cannabis in der Homöopathie

> *$Im Gegensatz zu vielen anderen Mitteln verblieben Cannabis sativa und Cannabis indica auch im homöopathischen Arzneischatz des 20. Jahrhunderts. Es gab wohl nur wenige Homöopathen, die diese Medikamente nicht anwandten und schätzten.*
>
> *Manfred Fankhauser, Haschisch als Medikament (2002)*

Obwohl die Homöopathie seit dem 18. Jahrhundert etabliert ist und seit dieser Zeit von zahlreichen Heilern und Patienten erfolgreich angewendet wird, vermag sie dennoch bis heute die Menschen in zwei Lager zu spalten wie kaum eine andere Alternativmedizin. Heutzutage wird in der Politik sogar diskutiert, ob homöopathische Medikamente und Behandlungsformen überhaupt weiterhin von den Krankenkassen bezahlt werden sollen, denn manche sehen in der Therapieform eine esoterische Abzocke ohne wissenschaftliche Evidenz. Als Beispiele werden Einzelfälle angeführt, in denen Homöopathika keine therapeutischen Erfolge erzielen konnten. Vergessen wird dabei jedoch nur allzu oft, dass auch konventionelle Medikamente nicht immer gezielt und nicht bei jedem Menschen gleich wirken.

Befürworter und Patienten, die von Homöopathika profitieren, schwören auf die Wirksamkeit homöopathischer Arzneimittel; Gegner sehen in der Behandlungsmethode mit Medikamenten ohne nachweisbare Wirkstoffe einen Betrug, der seine Effekte nur aufgrund des Wunschdenkens der Patienten entfaltet. Solche Kritiker der Homöopathie unterstellen also bestenfalls den Placeboeffekt als wirksames Prinzip der Therapie.

Unabhängig von der Grundsatzdiskussion um homöopathische Medikation werfen wir im Folgenden einen Blick auf das Spektrum an Krankheiten, Leiden und Symptomen, die mit Hanf als Homöopathikum behandelt werden.

Eines der Prinzipien der Homöopathie geht davon aus, dass die rein energetische Qualität eines Moleküls pharmakologisch ebenso wirksam ist wie die Einnahme der eigentlichen Substanz in »normalen« Dosen. Anders gesagt: Allein ein Hauch des Geistes einer chemischen Substanz vermag einen Effekt zu entfalten, der nicht instrumentell messbar, dafür aber wirksam ist. In den vergangenen Jahrzehnten ist die Wissenschaft aufgrund mannigfaltiger Erkenntnisse und Erfahrungen davon abgekommen, Homöopathie als esoterische Heilslehre abzuwerten. Immerhin kann man den vielbemühten Placebo-Effekt – das Prinzip, an die Wirksamkeit eines Pharmakons glauben zu müssen, um eine Effektivität herbeizuführen – nicht wirklich als gegeben voraussetzen, denn auch Babys, Kleinkinder und Tiere können nachweislich von der Wirksamkeit homöopathischer Medikation profitieren – und ihnen kann man nichts einreden, woran sie erst glauben müssten, damit ein Heilerfolg erzielt werden kann.

Das Grundprinzip der Homöopathie

Das Anwendungsprinzip der von Samuel Hahnemann geprägten Homöopathie lautet: Gleiches mit Gleichem heilen beziehungsweise Ähnliches mit Ähnlichem behandeln. Dazu bedient man sich in der Homöopathie der sogenannten Leitsymptome einer Erkrankung und sucht dann arzneiliche Mittel, die in unverdünntem Zustand diejenigen Symptome hervorrufen, die beim Patienten therapiert werden sollen. Die zu verwendenden Arzneimittel werden dann in unterschiedlichen Potenzen verdünnt – meist, bis kein Wirkstoff im Arzneimittel mehr nachweisbar ist –, um schließlich den Patienten damit zu behandeln.

Auf der Webseite homoeopathie-heute.de findet sich eine erhellende Erläuterung zum Grundprinzip der Homöopathie:

> »Durch gezielte Reize soll der Organismus zu einer Reaktion bewegt werden, die Selbstheilungskräfte werden angeregt. Ziel ist nicht nur eine Linderung der Beschwerden. Darüber hinaus sollen auch die gestörten ‚Funktionen' im Organismus, die Krankheitssymptome verursachen, positiv beeinflusst werden. Die Gesamtkonstitution des Patienten kann so gestärkt werden. Die homöopathische Medizin orientiert sich nicht nur am Befund, sondern auch am Befinden des Patienten.«

Eine kurze Definition der Begriffe

In der Homöopathie werden immer wieder spezielle Fachbegriffe benutzt. Zunächst ist da die Rede von **Urtinkturen.** Das sind die zu verwendenden Grundstoffe, die arzneilich wirksamen Prinzipien also, die in homöopathischen Potenzen gelöst und verdünnt werden. Diese Verdünnungen werden fachsprachlich als **Dilutionen** bezeichnet. Manche Quellen geben an, dass diese Dilutionen namensgebend für die sogenannten **D-Potenzen** seien. Dies ist nicht korrekt. In Wirklichkeit bezeichnet eine D-Potenz ein homöopathisches Arzneimittel, das in einer Verdünnung von 1 zu 10 hergestellt wird. Entsprechend handelt es sich bei Verdünnungen von 1 zu 100 um C-Potenzen und bei Verdünnungen von 1 zu 50 000 um LM- bzw Q-Potenzen. Dies sind die drei gängigen **Verdünnungsverhältnisse** in der Homöopathie: D (Dezimalpotenzen), C (Centesimalpotenzen) und LM bzw. Q (Quinquaginta-Millesimal-Potenzen).

Cannabis in der Homöopathie

Der Kulturhanf *Cannabis sativa* war eines der ersten Homöopathika überhaupt. Der Erfinder der homöopathischen Lehre, der Mediziner **Samuel Hahnemann** (1755–1843), befand bereits 1797, dass Cannabis eine wirksame Medizin ist, die durchaus größerer Beachtung wert sei. Er ordnete den Hanf sinnigerweise den natürlichen homöopathischen Pharmaka zu und maß ihm den Stellenwert bei, der dieser Pflanze gebührt. Hahnemann selbst schrieb zum Homöopathikum Hanf Folgendes: »Lange Zeit gab ich Hanfsaft in Urtinktur, in der Gabe des kleinsten Teiles eines Tropfens. Aber jetzt finde ich, dass die Potenz C30 diese Arzneikräfte höher entwickeln kann« (Buchmann: *Hahnemanns reine Arzneimittellehre,* Seiten 19f.).

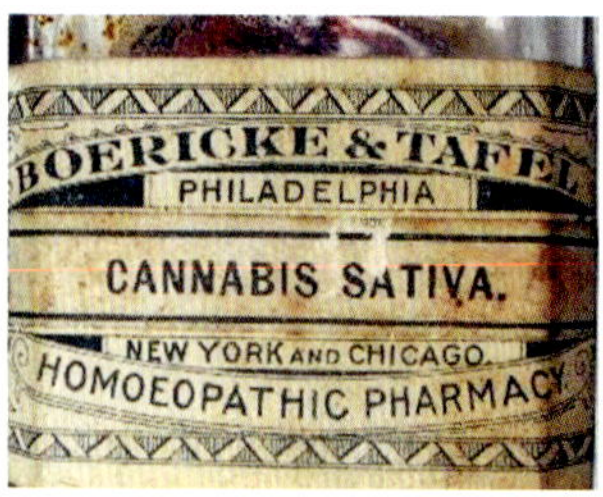

Etikett einer alten Medizinflasche aus den USA.

Der Ethnopharmakologe Christian Rätsch hat dem Komplex rund um Cannabis als Homöopathikum in seinem Buch *Hanf als Heilmittel* ein eigenes Kapitel gewidmet. Er schreibt:

> »Der Hanf gehört seit der Geburtsstunde der Homöopathie zu ihrer Materia Medica. (...) Über die Jahre wurden die Erfahrungen mit Hanf so umfangreich, dass in [Timothy] Allens enzyklopädischem Standardwerk [The Encyclopedia of Pure Materia Medica] über 40 Druckseiten mit den Leitsymptomen von Hanf gefüllt sind« (*Hanf als Heilmittel,* Seite 164).

Auch der Schweizer Apotheker und Pionier der Cannabismedizin Manfred Fankhauser widmete in seinem Werk *Haschisch als Medikament* dem Homöopathikum Cannabis ein umfangreiches Kapitel. Er erläutert:

> »*Cannabis sativa* wird bereits 1811 erstmals durch Hahnemann in seinem Werk ‚Reine Arzneimittellehre, Erster Theil' erwähnt. Diese Schrift ist neben den sogenannten ‚Fragmenta' die erste homöopathische Arzneimittellehre überhaupt. In diesem Grundstein der Homöopathie werden nur zwölf Arzneimittel aufgeführt, unter ihnen auch Cannabis. Die geringe Anzahl der geprüften Arzneimittel verdeutlicht, dass Cannabis bereits in den Anfängen der Homöopathie seine Bedeutung hatte. Dies erstaunt umso weniger, als Hahnemanns ‚Krankenjournale' zeigen, dass er sich bereits früher mit Cannabis beschäftigt hatte« (Seite 200f.).

Fankhausers Buch ist eine unerschöpfliche Quelle an Informationen zum Thema Cannabismedizin und speziell auch zu Cannabis-Arten als Homöopathika.

Die homöopathische Literatur verzeichnet Gonorrhö (landläufig als Tripper bekannt), diverse mentale Symptome, Schwindel und Harnwegserkrankungen als Indikationen für Cannabis-Potenzen. Karl Stauffer berichtete 1955 in seinem Werk *Klinische Homöopathische Arzneimittellehre* (14. Auflage 2002), dass homöopathisches Cannabis bei starken Stimmungsschwankungen, Irritationen des Nervensystems und klopfenden Halsschlagadern helfen kann. Damit sind allerdings bei Weitem nicht alle Anwendungsgebiete umrissen, die (heute) bekannt sind. Davon abgesehen spricht man in der homöopathischen Pharmakopöe nur selten allgemein von Cannabis, sondern meist von Präparaten zweier verschiedener Hanf-Spezies.

Cannabis indica vs. *Cannabis sativa*

In der Homöopathie wird zwischen *Cannabis indica* und *Cannabis sativa* unterschieden, obwohl die frühen Homöopathen immer wieder feststellten, »dass die Ähnlichkeit der beiden Mittel erstaunlich sei und man daher glaube, sie seien identisch. Dies führte oft dazu, dass das eine durch das andere ersetzt wurde« (Fankhauser, *Haschisch als Medikament,* S. 206). Ethnopharmakologe und Drogenforscher Christian Rätsch erläutert, was man schließlich herausfand und wie es sich heute verhält: »Es hat sich in der homöopathischen Arzneimittellehre eingebürgert, zwischen *Cannabis sativa* und *Cannabis indica* zu unterscheiden. Tatsächlich unterscheiden sich die Arzneimittelbilder bzw. Leitsymptome beider Arten erheblich« (*Hanf als Heilmittel,* S. 165).

Die Homöopathie setzt ***Cannabis indica*** »u.a. bei Asthma, Impotenz, Appetitlosigkeit, sexueller Erschöpfung, Alpträumen und Nervenleiden« ein (ebd.): »Das homöopathische Heilmittel *Cannabis indica* wird hauptsächlich als Urtinktur und in niedrigen Potenzen verwendet. Die Urtinktur wird aus reinem Harz (Haschisch) und Alkohol gewonnen« (ebd.).

Cannabis sativa wird u.a. bei gestörtem Urinverhalten, Erkrankungen der Harnwege und Problemen der Atemwege sowie bei Schluckstörungen, Stottern und Verwirrtheitszuständen appliziert. Dazu erläutert Rätsch: »Das homöopathische Mittel *Cannabis sativa* wird durch alkoholische Extraktion des frischen Krautes gewonnen. Es wird in der Urtinktur bis zur dritten Potenz (D3) verwendet, bei Stottern jedoch in der 30. Potenz (D30)« (ebd.).

Homöopathische Cannabis-Potenzen können zudem zur Linderung von Beschwerden bei Zytostatika-Therapie (Übelkeit und Erbrechen), zur Linderung oder Auflösung von Spastizität bzw. Muskelspasmen, bei Bewegungsstörungen, zur Senkung des

Augeninnendrucks (zum Beispiel bei der Behandlung eines Glaukoms, das auch mit der natürlichen Pflanze therapiert werden kann), zur Förderung der Herzdurchblutung, beim Einsatz in der Schmerztherapie, zur Stärkung des Immunsystems, bei der Verbesserung von Drüsenfunktionen, bei der Zellkernteilung sowie bei Drogenabusus und -entzug nützlich und hilfreich sein.

Aus den Samen von *Cannabis sativa* wird heutzutage nach den Vorschriften des *Homöopathischen Arzneibuches* (HAB) ein legales Homöopathikum hergestellt. Allerdings kommen die heilkräftigen Cannabinoide in der Hanfpflanze – allen voran THC (Tetrahydrocannabinol) und CBD (Cannabidiol) – in diesem Fall nicht ins Spiel, weil sie in den Samen der Cannabispflanze nicht vorhanden sind.

Cannabis-Homöopathie in Deutschland, Österreich und der Schweiz

Der Cannabis-Experte und Mediziner Franjo Grotenhermen erklärt in seinem Buch *Die Behandlung mit Cannabis und THC*, wie es sich in Deutschland bis zur Änderung des Betäubungsmittelgesetzes im März 2017 verhalten hat, denn Cannabis war bis zu diesem Zeitpunkt »als illegale Substanz eingeordnet, die nicht verschreibungsfähig ist«. Dies galt »sogar für homöopathische Cannabispräparate aus THC-reichem Hanf«, obwohl in den Potenzen keinerlei Cannabinoide nachweisbar sind.

Inzwischen ist Medizinalcannabis verschreibungsfähig. Wie es um die arzneiliche Verwendung von Cannabis-Homöopathie steht, wurde allerdings noch nicht weiter diskutiert. Interessant ist in diesem Zusammenhang, dass es homöopathische Arzneimittel aus potentem Cannabis sogar auf dem Schwarzmarkt gibt. Wer sich in den inneren Kreisen der Psychonautenszene bewegt, wird früher oder später eventuell an solche Pharmaka gelangen. Dem Autor dieses Buches wurden bereits des öfteren Globuli aus THC-haltigem Cannabis angeboten.

In Österreich und in der Schweiz gelten nach wie vor andere Gesetze, denn dort wurde Cannabis noch nicht als regulär verordnungsfähiges Medikament eingestuft. In Österreich gelten Zubereitungen und Hanfprodukte als legal, die einen THC-Wert von 0,2 Prozent nicht überschreiten, in der Schweiz sind Hanfsorten mit einem THC-Gehalt bis zu einem Prozent erlaubt. Franjo Grotenhermen: »Eine arzneiliche Verwendung von Hanfprodukten ist zulässig, wenn ein psychischer Effekt ausgeschlossen ist, etwa bei homöopathischer Verwendung«.

Berauschende Vielfalt: Weitere psychoaktive Homöopathika

Wer sich eingehender mit der Thematik befasst, dem wird auffallen, dass nicht nur auch andere psychoaktive Pflanzen homöopathisch verwendet werden, sondern dass eines der klassischen psychedelischen Gewächse in der Fachliteratur als Ersatz für homöopathisches Cannabis angegeben wird: Die Rede ist vom meskalinhaltigen Peyote-Kaktus. Dazu Christian Rätsch:

> »Als vergleichbare homöopathische Mittel (Beziehungen) gelten Belladonna (Tollkirsche), Hyoscyamus (Bilsenkraut) und Stramonium (Stechapfel), also die alten Hexenkräuter. Als Ersatzmittel gilt *Anhalonium lewinii,* der Extrakt aus dem mexikanischen Peyotekaktus, der botanisch *Lophophora williamsii* heißt« (*Hanf als Heilmittel,* Seite 165).

Eine für Interessierte enorm wertvolle Abhandlung zu homöopathisch genutzten psychoaktiven Pflanzen liefert Jürgen Hansel mit seinem Band *Ephedra und die Zauberpflanzen.* Im Buch geht es zwar hauptsächlich um die homöopathische Verwendung des Meerträubels *(Ephedra* spp.). Hansel vertieft aber auch einiges an Wissen rund um andere psychotrope Pflanzen, die in der Homöopathie sinnbringend eingesetzt werden können, zum Beispiel Coca, Zauberpilze (*Psilocybe* spp.), Fliegenpilz, Opium, die Nachtschattendrogen, Peyote, Kakao, Tabak, Kath und sogar die Muskatnuss sowie Cannabis. Hansel erläutert:

> »In den homöopathischen Arzneimittelprüfungen der beschriebenen Zauberpflanzen erkennen wir nicht nur die bekannten physiologischen Wirkungen psychotroper Drogen wieder, sondern wir finden auch erstaunliche Prüfungssymptome, in denen man den ethnologischen Kontext dieser Pflanzen erkennen kann« (Ephedra und die Zauberpflanzen, Seite 23).

Wer sich ernsthaft für die Praxis der Homöopathie unter Verwendung psychoaktiver Gewächse interessiert, sollte das nur knapp 120 Seiten starke Buch aufmerksam studieren.

Das Wissen über homöopathisch genutzte Cannabis-Arten ist schon recht reichhaltig. Mit gelockerten Gesetzen, die künftig auch für die anderen deutschsprachigen Länder zu erwarten sind, wird man homöopathisch noch besser forschen können. Die Homöopathie gilt als klassische Erfahrungsmedizin, weshalb erst die Anwendung von Cannabis-Präparaten in der Praxis Aufschluss über deren tatsächliche Wirksamkeit bringen kann.

Cannabis und Diabetes

Diabetes ist eine Volkskrankheit. Mehr und mehr Menschen sind von dieser Erkrankung betroffen, und das sind schon längst nicht mehr nur Senioren und Leute, die einen ungesunden Lebensstil pflegen, sondern auch junge, aktive und sich gesund ernährende Menschen, die einen Diabetes ausbilden. Cannabiskonsum kann einen zum Teil immensen Einfluss auf den Diabetes an sich sowie auf den Krankheitsverlauf und die Symptomatik haben. Wie das kommt und weshalb einige Betroffene sich über die Effekte des Cannabis auf einen Diabetes nicht einig werden können, schauen wir uns nun an.

Überblick

Beim Diabetes Typ I verrichtet die Bauchspeicheldrüse ihren Dienst nicht mehr ordentlich oder überhaupt nicht mehr; dementsprechend steht das für die körperliche Aufnahme von Zuckerarten notwendige Insulin nicht mehr oder nicht ausreichend zur Verfügung. Typ II kennzeichnet sich dadurch, dass zwar Insulin produziert wird, dieses aber vom Körper bzw. von den Zellen nicht mehr richtig umgesetzt werden kann.

Diabetes Typ I ist ein vermutlich genetisch oder erblich bedingter Diabetes, der mit dem Lebens- und Ernährungsstil des Einzelnen nichts weiter zu tun hat. Diabetes Typ I bekommt man – oder auch nicht. Diese Form der Krankheit kann bereits Säuglinge betreffen. Diabetes vom Typ II hingegen wird als erworbener Diabetes bezeichnet; früher nannte man ihn »Altersdiabetes«, was heute jedoch nicht mehr gültig ist, bekommen doch auch jüngere Leute zunehmend diese Diagnose – wobei die Krankheit nach heutigem Wissensstand durch ungesunde Ernährung, mangelnde Bewegung und andere Faktoren ausgelöst werden kann.

Die Cannabis-Komponente

Informiert man sich über den Einfluss von Cannabinoidmedizin auf die Zuckerkrankheit, stößt man auf diverse Thesen:

- Kiffer bekommen seltener Diabetes,
- Hanf rauchen kann im Einzelfall den Blutzucker senken, aber auch ansteigen lassen,
- Cannabis-Konsumenten haben in aller Regel einen besseren Body Mass Index (BMI) und sind somit schlanker als Menschen, die ohne Hanf leben, und

- Cannabis wirkt entzündungshemmend, was ebenfalls für Diabetiker von großem Vorteil sein kann.

Konsultiert man die wissenschaftliche Literatur, wird schnell klar, dass all diese Thesen sich unterm Strich in zwei Hauptsträngen vereinen: erstens der günstige Einfluss des Cannabiskonsums auf die Entstehung eines Diabetes; zweitens die vermeintlichen Beeinflussung des Blutzuckerhaushalts durch Cannabis. Gerade beim zweiten Punkt herrscht große Verwirrung, vor allem unter Betroffenen.

Kann Cannabiskonsum Diabetes verhindern?

Der Mediziner Franjo Grotenhermen, ein Experte auf dem Gebiet der Cannabis- und Cannabinoidmedizin, hat zum Thema Cannabis und Diabetes einige erhellende Artikel verfasst. Und auch in den USA gab es bereits interessante Forschungsarbeiten zum Thema. Grotenhermen berichtet:

> »In einer großen amerikanischen Studie mit etwa 11 000 Teilnehmern litten Cannabiskonsumenten seltener an der Zuckerkrankheit (*Diabetes mellitus*). Sowohl ehemalige als auch aktuelle Konsumenten hatten im Vergleich mit Personen, die nie konsumiert hatten, ein deutlich erniedrigtes Diabetes-Risiko. Die Wissenschaftler von der Universität von Kalifornien in Los Angeles, die die Studie durchführten, vermuten, dass die entzündungshemmende Wirkung von Cannabis dafür verantwortlich sein könnte. Es ist bekannt, dass eine verstärkte Entzündungsaktivität neben anderen Faktoren, wie beispielsweise Übergewicht, die Wahrscheinlichkeit für die Entwicklung der Zuckerkrankheit im Laufe des Lebens erhöht« (Grotenhermen: 2013).

Wie kommt es, dass Cannabis sich positiv auf die Entwicklung eines Diabetes auswirkt? Diese Frage kann bis heute nicht abschließend beantwortet werden. Möglicherweise liegt es, wie oben erläutert, an der entzündungshemmenden Wirkung diverser Cannabinoide, zum Beispiel des Cannabidiols (CBD). Israelische Forscher konnten nachweisen, dass CBD bei Tieren eine Verschlimmerung des Krankheitsverlaufs bei Diabetes Typ I mindern kann. Es kann aber auch dafür sorgen, dass Diabetes gar nicht erst entsteht:

> »Mäuse, die im Alter von 6 bis 12 Wochen 10 bis 20 Injektionen von CBD (5 mg pro Kilogramm Körpergewicht) erhalten hatten, wiesen eine signifikant auf 30 Prozent reduzierte Häufigkeit von Diabetes gegenüber 86 Prozent in der unbehandelten Kontrollgruppe auf« (Grotenhermen: 2006 c).

Es scheint also in der Tat zu stimmen, dass eine regelmäßige Einnahme von Hanfprodukten oder Cannabinoiden das Risiko mindern kann, an einem Diabetes zu erkranken. Weitere

Untersuchungen werden folgen müssen. Denn vieles ist einfach noch nicht erforscht, wenn es um den Zusammenhang zwischen Cannabis und Diabetes geht.

Haben Cannabis und Cannabinoide einen Einfluss auf den Blutzuckerhaushalt?

Es gibt viele Anwender, die darauf schwören, dass Cannabiskonsum sich auf den Blutzuckerspiegel auswirkt. Betroffene Diabetiker und auch Teile der Fachwelt sind, was Cannabis und Diabetes angeht, eher unsicher und mitunter durch eigene (positive oder negative) Erfahrungen nachhaltig geprägt. Werfen wir einen Blick in die Weiten des Internets, um zu sehen, wie groß die Verunsicherung ist.

Dr. Frühling von den Drug Scouts aus Leipzig (www.drug-scouts.de) beantwortet die Frage nach Cannabiskonsum bei Diabetes online folgendermaßen: »Wir raten Menschen mit Diabetes grundsätzlich vom Konsum von Cannabis, MDMA oder LSD ab, besonders, wenn sie Insulin spritzen müssen. THC steht unter dem Verdacht, den Blutzuckerspiegel zu senken, woraus sich auch ein Heißhunger erklären ließe. Eindeutige wissenschaftliche Beweise sind uns dafür zwar nicht bekannt, aber falls das so ist, könnte unter Cannabiseinfluss Dein Blutzuckerspiegel noch stärker sinken, als es Deine Insulindosis normalerweise bewirkt. Eine genaue Dosierungsangabe ist dann nur schwer möglich. Auch wird das Spritzen und Blutzuckermessen während des Rausches für Dich schwerer durchführbar sein, wenn auch nicht unmöglich werden.« – Zwar wird nicht klar, woher »Dr. Frühling« seine Erkenntnisse hat, dass THC den Blutzucker senkt, denn dies ist zwar mit Einschränkungen für die Ratte, nicht aber beim Menschen belegt (siehe unten). Auch die Erklärung des Heißhungers nach Cannabisgenuss (des sogenannten Fress-Flashs) ist nachgewiesenermaßen nicht korrekt. Dieser wird vielmehr – vereinfacht ausgedrückt – durch den nach Hanfkonsum erhöhten Endocannabinoidspiegel verursacht, der sich im Gehirn gegen das »Sättigungshormon« Leptin durchsetzt.

Nachweise einer Wirksamkeit des Cannabis auf den menschlichen Zuckerhaushalt fehlen bislang gänzlich. Vermutlich basieren solche Behauptungen auf Erfahrungsberichten von Betroffenen, wie im Internetforum gutefrage.net*. Ein User schreibt: »Ich habe festgestellt, dass sich mein Zucker dabei [beim Kiffen] absenkt, so dass ich in leichte Unterzuckerung gerate. Also hinterher mal den Zucker messen«.

Dass diese Reaktion allerdings nicht für alle Diabetiker typisch ist, belegt ein weiteres Posting in dem Forum:

---

* Alle im Folgenden zitierten Forenbeiträge sind orthografisch korrigiert.

»Mein Freund hat auch Diabetes Typ 1 und kifft ab und zu. Nicht, dass man das gutheißen sollte, aber letzten Endes muss jeder für sich entscheiden, was er macht/probiert oder nicht. Auswirkungen auf Diabetes hat es zumindest nicht«.

Es gibt jedoch auch unter Diabetes leidende Hanffreunde, die in die andere Richtung tendieren. So schreibt zum Beispiel ein User im Forum der Hanfburg (forum.hanfburg.de) Folgendes:

»Ich habe Diabetes nun schon seit ca. 14 Jahren (mit 3 Jahren ist es entdeckt worden) und ich kiffe nun auch schon ca. 3 bis 4 Jahre, und meine Blutzuckerwerte sind deswegen nicht schlechter geworden, im Gegenteil! Immer, wenn ich breit war (bin), sind meine Blutzuckerwerte irgendwie besser«.

Cannabiskonsum scheint bei Diabetikern sehr individuelle Symptome zu bewirken. Es gibt Patienten, die nach dem Genuss von Hanfprodukten enorme Kreislaufprobleme bekommen. Das hat der Autor dieses Buches selbst mehrfach miterlebt. Die Personen sind dann felsenfest überzeugt, dass das Kiffen in Kombination mit der diabetischen Erkrankung die Kreislaufprobleme verursacht. Und gemäß den zitierten Berichten hilft Kiffen einigen Betroffenen, den Zuckerspiegel zu senken, wogegen andere User nach Hanfgenuss über eine akute Erhöhung ihres Blutzuckerspiegels klagen.

Die Wissenschaft stellte schon vor längerer Zeit fest, dass Cannabis keine allgemeingültige Veränderung des Blutzuckers bewirkt.

Bereits vor mehr als 50 Jahren ergab eine amerikanische Studie mit 52 freiwilligen Probanden, dass Hanfgenuss den **Blutzuckerhaushalt** nicht wesentlich verändert (Allentruck: 1944). Bei 18 Patienten konnten die Wissenschaftler eine leichte Senkung des Blutzuckers feststellen, bei 36 Probanden erhöhte er sich sogar, und beim Rest veränderte sich gar nichts. Weiter wird berichtet, dass der Blutzucker sich vom Cannabiskonsum auch nach dreitägigem Fasten nicht verändert und der Glukose-Toleranz-Test, der einen Diabetes bestätigen soll, ebenfalls nicht von Cannabis beeinflusst wird (Plasse et al.: 1991).

Wir wiederholen: Cannabis scheint in Bezug auf die Beeinflussung der Blutzuckerwerte individuell zu wirken. Weil der Themenkreis rund um Cannabis und Diabetes noch nicht sonderlich gut erforscht ist, folgt hier ein großes Aber, denn:

»Kürzlich gab das britische Unternehmen GW Pharmaceuticals, das auch den Cannabisextrakt Sativex produziert, bekannt, eine kleine klinische Studie mit einem synthetischen Cannabinoid, das sie GWP42004 nennen, habe ergeben, dass es den Blutzuckerspiegel reduzierte und die

Funktion der Insulin produzierenden Zellen in der Bauchspeicheldrüse verbessere« (GROTENHERMEN: 2013).

Dieses synthetische Cannabinoid könne, so Grotenhermen, dem CBD analog wirken. Wie ist das zu verstehen? Hat der Konsum von Cannabisprodukten keine signifikanten positiven Effekte auf den Zuckerspiegel, ein einzelnes Cannabinoid aber sehr wohl? Und vergessen wir nicht die amerikanische Studie, die besagt, dass Cannabiskonsum auf gewisse Weise vor dem Diabetes schützt. Wenn das stimmt und GWP42004 sowie möglicherweise sogar reines CBD diese Auswirkungen auf den Blutzuckerhaushalt haben, kann dann eine Diabetes-Therapie günstig durch diese Cannabinoide beeinflusst werden? Möglicherweise. Die Forschung muss in diesen Fragen noch einiges klären. Eine weitere Erkenntnis macht den Sachverhalt noch komplizierter:

»Beim Menschen wurden in experimentellen Studien keine relevanten Auswirkungen von THC auf den Zuckerstoffwechsel beobachtet. In Tierversuchen mit Ratten führten hohe THC-Dosen zu einer Erhöhung des Blutzuckerspiegels« (GROTENHERMEN 2006 a).

Zusammenfassung

Cannabinoide können die Entstehung von Diabetes offensichtlich durchaus verhindern. Dass Cannabis-Konsum den Blutzuckerspiegel signifikant beeinflusst, ist zwar Teil des Erfahrungsschatzes einiger Cannabiskonsumenten, die unter Diabetes leiden. Wissenschaftlich ist es bisher jedoch nicht ausreichend belegt – und gilt ohnehin nicht für jeden. Belegt ist hingegen, dass Cannabiskonsum vor der Ausprägung eines Diabetes schützen kann und dass reine Cannabinoide unterschiedliche Auswirkungen auf den Zuckerhaushalt haben können. Weitere Studien und Forschungen, die die Effektivität von Cannabis und Cannabinoiden auf den Menschen untersuchen, sind wünschenswert. Für manche Patienten scheint der Konsum von Cannabisprodukten nicht der Königsweg zu sein – umso mehr vielleicht die Aufnahme einzelner Cannabinoide.

Der bereits mehrfach zitierte Mediziner Franjo Grotenhermen steht als Spezialist für den Gebrauch medizinischer Cannabisprodukte in permanentem Kontakt zu Patienten, die die unterschiedlichsten Erfahrungen mit Cannabis als Therapeutikum hatten oder haben. In seinem Buch *Die Behandlung mit Cannabis und THC* schreibt er:

»Einige Cannabiskonsumenten geben an, ihre Insulindosis durch die Einnahme von Cannabis reduziert zu haben. Im Allgemeinen darf jedoch davon ausgegangen werden, dass von Menschen üblicherweise verwendete Cannabisdosen keinen merklichen Einfluss auf den Blutzuckerspiegel und die bei Diabetes mellitus eingenommenen Medikamente haben« (Grotenhermen: 2006 a).

Bleibt zu wünschen, dass sich die Forschung künftig mehr mit den Auswirkungen des Cannabiskonsums, aber auch mit der Effektivität der einzelnen Cannabiswirkstoffe auf einen latenten wie auch auf einen akuten Diabetes befasst. Viele Menschen könnten vor der Ausprägung dieser Krankheit geschützt werden; Einzelfälle ließen sich möglicherweise im Rahmen einer Therapie mit Cannabis oder Cannabinoiden behandeln – beispielsweise bei Patienten, die aus Erfahrung wissen, dass Hanf ihren Zuckerspiegel senkt oder ansteigen lässt. Einige dem Autor bekannte Diabetiker sind mittels Cannabis in der Lage, ihre Insulin-Medikation auf ein Minimum zu reduzieren.

Cannabis gegen Tinnitus

Tinnitus (eigentlich *Tinnitus aurium*, von lat.: »das Klingeln der Ohren«) ist heutzutage eine Art Volkskrankheit. Die lästigen Ohrgeräusche gehen häufig mit besonderen Belastungen und psychischem Stress einher, was in der hektischen und chaotischen Welt von heute kein Wunder ist. Viele Menschen klagen über das sogenannte Burn-Out-Syndrom, das ebenfalls als Begleitsymptom der Leistungsgesellschaft betrachtet werden kann. Was wirklich hinter den Ohrgeräuschen steckt, konnte bisher nicht aufgeklärt werden. Bislang fehlt eine medikamentöse Behandlungsmöglichkeit, um das Piepen, Trillern, Knacken, Knistern, Brummen oder Rauschen in den Griff zu bekommen.

Aus der Praxis und Erfahrungsmedizin ist bekannt, dass Cannabis oder Cannabinoide bei diesen Ohrgeräuschen helfen können. Der genaue Wirkmechanismus ist auch hier nicht geklärt. Cannabis kann nicht in jedem Fall und zuverlässig gegen Tinnitus eingesetzt werden – im Gegenteil: Es gibt auch Patienten, die darüber berichten, dass Cannabis ihnen gar nicht helfen konnte, oder dass sie durch das Kiffen oder anderweitigen Cannabiskonsum überhaupt erst solche Ohrgeräusche bekommen haben. Einige Betroffene klagen auch darüber, dass Cannabis die vorhandenen Geräusche verstärkt habe. Dazu muss man wissen: Tinnitus gehört zu den potenziellen unerwünschten Nebenwirkungen, die zum Beispiel mit der therapeutischen Einnahme von Dronabinol (Marinol) einhergehen können (www.merckmanuals.com). Bei Dronabinol/Marinol handelt es sich um reines Tetrahydrocannabinol (THC), das als Arzneimittel verschrieben werden kann. Aber auch der Konsum von Cannabisblüten kann bei manchen Personen die Ohrgeräusche verstärken oder gar initial herbeiführen.

Meist vernimmt der Betroffene dann ein Pfeifen im Gehörgang, ohne dass ein tatsächliches Geräusch in der Umwelt vorhanden ist. Viele Menschen kennen solche Ohrgeräusche von Stresssituationen. Wenn man psychisch oder auch physisch besonders belastet ist, kann man ein vorübergehendes Klingeln oder Piepen in den Ohren haben, das sich aber nach kurzer Zeit von selbst wieder verflüchtigt. In krassen Fällen bleibt der Pfeifton jedoch bestehen. Es gibt Personen, die über Jahre und Jahrzehnte mit dem Tinnitus leben müssen, ohne dass ihnen jemand dagegen helfen könnte.

Cannabismedizinexperte Franjo Grotenhermen schreibt in seinem Buch *Hanf als Medizin* (2015):

»Mir sind mehrere Patienten bekannt, die Cannabisprodukte erfolgreich bei Ohrgeräuschen eingesetzt haben. Einer gab an, nach dem Rauchen von Cannabis für mehr als 24 Stunden von seinem Tinnitus befreit gewesen zu sein, also noch sehr lange, nachdem die psychische Wirkung bereits abgeklungen war. Ein anderer Betroffener schrieb mir: ‚Ich habe seit gut drei Jahren einen chronischen Tinnitus und habe durch den Konsum von Cannabis das Gefühl, dass die Pfeifgeräusche nicht mehr auftreten. Außerdem sind die Schlafstörungen, die ich durch das ständige Pfeifen hatte, verschwunden« (Seite 122).

Es existieren höchst unterschiedliche Erfahrungsberichte von Tinnitus-Patienten, die mit Cannabis versucht haben, ihr Leiden zu lindern. So von einer jungen Frau, die berichtet, »... dass ich einmal in einem relativ starken Rausch (Purpfeife mit ziemlich potentem Hasch) auf dem Klo in ner Disco meinen (leichten) Tinnitus vollkommen aus dem Ohr ‚verdrängen' konnte. Es war wirklich mucksmäuschen still in meinen Ohren (auch nicht das ‚normale' Blutrauschen oder so war zu hören). Das war echt der Hammer, habe es aber nie wieder geschafft« (drugscouts.de).

Im Schweizer Internetforum grower.ch finden sich Postings, in denen Betroffene von ihren Erfahrungen mit Cannabis berichten*: »Das Kraut lässt mich den Tinnitus ‚vergessen'. Ich denke nicht mehr ständig daran, sondern kann mich auf etwas anderes

* Alle im Folgenden zitierten Forenbeiträge sind orthografisch korrigiert.

konzentrieren, ohne dass mich der Tinnitus (oder eines der vielen anderen Symptome) ablenkt.« Ein anderer Forenteilnehmer hat es mit Cannabidiol (CBD) versucht:

»Ich habe seit Wochen ein Rauschen im rechten Ohr, so als würde ich meinen Pulsschlag dauerhaft rauschen hören. Stören tut es mich nur abends im Bett, weil tagsüber bin ich abgelenkt, da immer andere Geräusche um mich rum sind. Seit 2 Tagen nehme ich wieder CBD-Öl, und wie durch ein Wunder ist das Geräusch weg. Habe zwar noch dieses watteartige Gefühl im rechten Ohr, aber das lässt sich so gut aushalten. Hatte seit einiger Zeit kein Öl mehr genommen, da ich im Moment keine akuten Schmerzen habe (und die alte Flasche aufgebraucht war). Nun ja, zum Glück habe ich genügend Vorrat und nehme jetzt jeden Abend 2–3 Tropfen unter die Zunge.«

CBD hat offenbar in der Tat ebenso wie THC ein gewisses Potenzial für die Behandlung eines Tinnitus. Hier ein anderes anonymes Posting:

»Ich habe seit 1988 einen Tinnitus, welcher sich von Jahr zu Jahr verstärkt. Sämtliche Therapien haben in dieser sehr langen Zeit nichts genützt (außer hohe Ausgaben für Medikamente). Durch einen Bekannten gelangte ich an gewöhnliches Marihuana und probierte vorsichtig die Wirkung aus. Das starke Ohrensausen verschwand zwar für ca. 24 Stunden, hat aber leider den Nachteil, dass man keiner Arbeit nachgehen kann bzw. darf. Nach langen Recherchen konnte ich jemanden ausfindig machen, welchem erlaubt war, Cannabis ohne THC zu züchten. Es wird bezeichnet als Cannabidiol, ein medizinisch wirksames Cannabinoid, das kaum psychoaktiv wirkt, dafür aber schmerzlindernd und krampflösend, entzündungshemmend usw. Die THC-freie Hanfsorte ist speziell für den medizinischen Einsatz gezüchtet worden und hilft auch sehr gut gegen das lästige und zeitweise auch schmerzhafte Ohrgeräusch« (hanfjournal.de).

Es finden sich aber auch gegenteilige Fallbeispiele von Tinnitus-Patienten. So hat Cannabis bei einigen Personen überhaupt keine Auswirkungen auf die Ohrgeräusche, bei anderen verschlimmert der Konsum von Hanfprodukten die Symptomatik sogar: »Cannabis bringt mir im Zusammenhang mit Tinnitus überhaupt nichts, im Gegenteil … an Abenden, wo ich mehr rauche, pfeift der Tinnitus lauter. Gleiches gilt für Stress … meinen jeweils aktuellen Stresslevel kann ich immer gut an der Lautstärke des Pfeiftons festmachen«. Ein weiterer User berichtet Ähnliches: »Allgemein wirken sich Stimulanzien jeder Art (dazu zählt auch Cannabis in diesem Falle) sehr schlecht auf meinen Tinnitus aus, während ‚Downer' sehr positive Effekte zeigen. Ich halte Abstand zu letzteren, da die gesundheitlichen Konsequenzen mir die Lösung meines Problems nicht wert sind in diesem Falle.«

Zu Tinnitus im Zusammenhang mit einer **Posttraumatischen Belastungsstörung** (PTBS) findet sich ebenfalls ein Erfahrungsbericht, der die Wirksamkeit von Cannabis bei Ohrgeräuschen negiert: »Ich hab seit meinem 11. Lebensjahr meinen geliebten Tinnitus. Er ging auch nicht mehr weg. Sind jetzt gut 15 Jahre und bei mir durch meine PTBS aufgetreten. Das Konsumieren hat mir da überhaupt nicht geholfen, ganz im Gegenteil, es wird bei jedem Mal lauter als sonst, wenn ich kiffe. Da ich aber zum Glück so müde werde von meiner CBD-Sorte, schlafe ich dennoch endlich meine 8 Stunden. Mir hilft es beim Tinnitus leider nicht« .

Und noch ein Report eines Patienten, dessen Tinnitus nicht stressbedingt, sondern nach einem Unfall auftrat: »Habe den Tinnitus unfallbedingt ... nach einem Sturz aufs Ohr mit dem Fahrrad, als ich 12 war ... dass es mit mehr Rauchen lauter wird, kenne ich ebenso ... Cannabis ist vieles, aber eher kein wirkliches Hilfsmittel gegen Tinnitus.«

Vermutlich spielt das Endocannabinoid-System beim Tinnitus eine Rolle, was den Einfluss von Cannabis und Cannabinoiden auf die Ohrgeräusche erklären könnte. Franjo Grotenhermen berichtet in einem Artikel:

»Da das Endocannabinoid-System eines der wichtigsten Systeme innerhalb des Gehirns zur Hemmung einer Überaktivität unterschiedlicher Botenstoffe von Nervenzellen darstellt, die die Beteiligung an so unterschiedlichen Phänomenen wie Schmerzen, Spastik, Übelkeit, Asthma, posttraumatische Belastungsstörung et cetera erklärt, könnte diese hemmende Eigenschaft auch bei einer nervlichen Überaktivität, die zum Tinnitus führt, eine rationale Basis für die von einigen Betroffenen geschilderten Nutzen von Cannabis bei im Gehirn verursachten Ohrgeräuschen erklären« *(Hanf Journal vom* 30. April 2014).

Diverse körpereigene Botenstoffe können Einfluss auf den Tinnitus nehmen, zum Beispiel **Endorphine** und **Glutamat**. Im Tierversuch konnte man nachweisen, dass Cannabis und Cannabinoide eine Überaktivität des Botenstoffs Glutamat positiv beeinflussen können. Das könnte erklären, weshalb Cannabis bei Ohrgeräuschen wirksam sein kann.

Franjo Grotenhermen berichtet auf www.cannabis-med.org von einer zehn Jahre alten Studie, die das Verhältnis von Cannabinoidrezeptoren und Ohrgeräuschen untersuchte:

»In einem Tiermodell für Tinnitus nahm die Zahl der Nervenzellen in einer bestimmten Gehirnregion (ventraler cochlearer Kern) mit CB1-Rezeptoren ab. Diese Gehirnregion spielt eine wichtige Rolle im Hörsystem. Die Wissenschaftler schlossen, dass ihre Ergebnisse nahe legen,

‚dass CB1-Rezeptoren im cochlearen Kern wichtig für die Hörfunktion sein könnten, und dass eine Herunterregulierung von CB1-Rezeptoren im ventralen cochlearen Kern eine Beziehung zur Entwicklung von Tinnitus haben könnte.'« (Zheng Y. et al. Hear Res, 16. Februar 2007)

Cannabis und Cannabinoide können also bei Ohrgeräuschen hilfreiche Dienste leisten, sie können aber die Symptomatik auch verschlechtern oder gar erst induzieren (wobei letzteres eher selten der Fall ist). Woran dies genau liegt, bleibt unklar. Weitere Forschungen müssen Aufschluss darüber bringen. Betroffene Patienten können jedoch durchaus versuchen, mit Cannabis ihre Ohrgeräusche zu heilen oder sie zumindest erträglich zu machen.

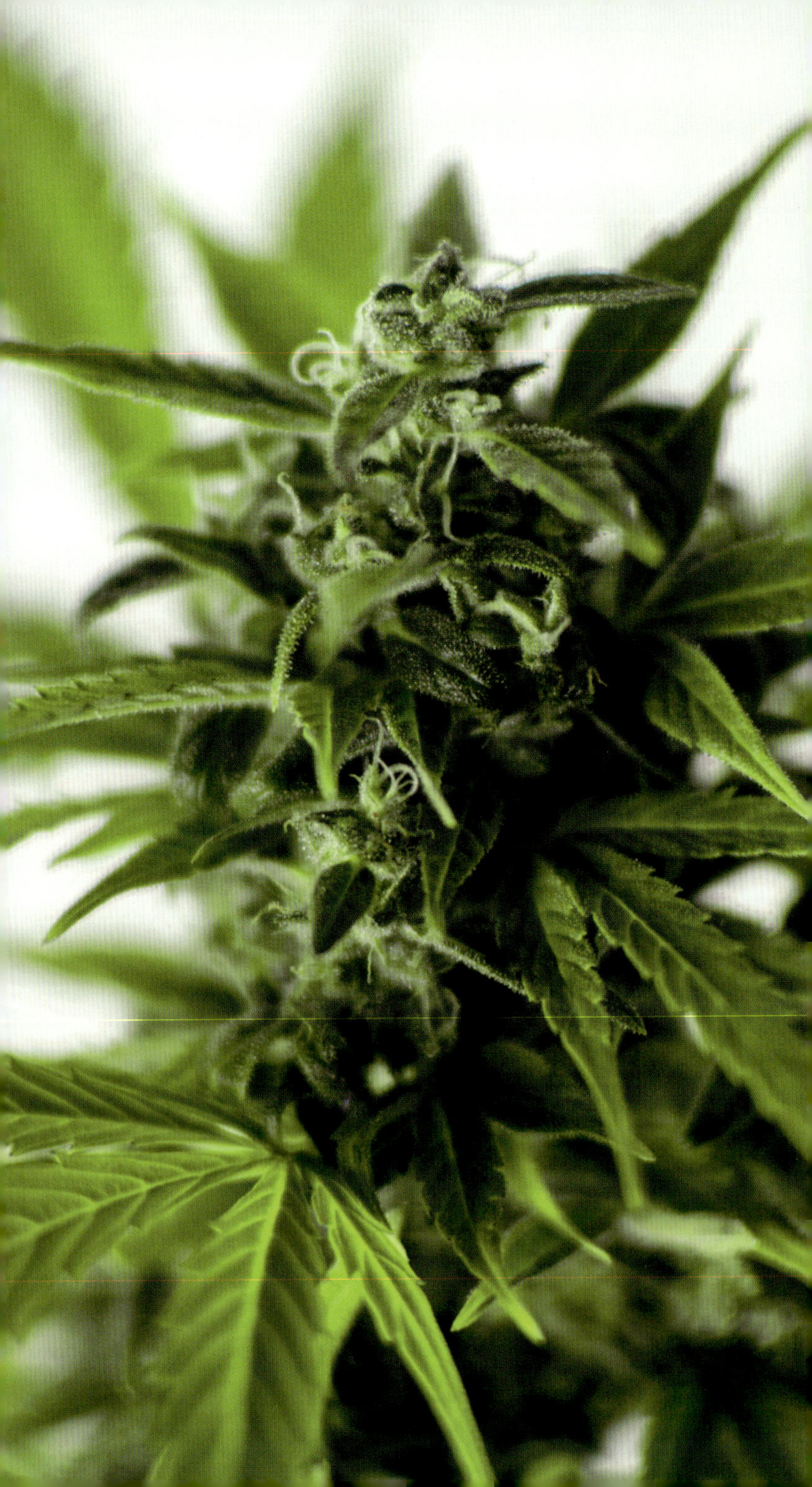

Patientenrecht und Cannabismedizin:
Ein kleines Lexikon rund um Hanf als Heilmittel

Cannabis als Medizin ist ein global immer wichtiger werdendes Thema. Dabei ergibt sich aus der Thematik eine große Anzahl an Abkürzungen, Begriffen und Sachverhalten, die einer gewissen Einführung bedürfen. Deshalb habe ich hier eine Auswahl der wichtigsten Stichworte rund um das Thema Cannabismedizin und deren Möglichkeiten im deutschsprachigen Raum zusammengetragen und erklärt.

ACM Abkürzung für den gemeinnützigen Verein Arbeitskreis Cannabis als Medizin unter Vorsitz des Mediziners und Cannabisspezialisten Franjo Grotenhermen. Deutscher Ableger der IACM. In der ACM »haben sich Ärzte, Apotheker, Patienten, Juristen und andere Interessierte aus Deutschland, der Schweiz und Österreich organisiert. Sie tritt für verbesserte Möglichkeiten zur Nutzung von Cannabisprodukten für therapeutische Zwecke ein«. (Zitat Website)

www.cannabis-med.org,
www.arbeitsgemeinschaft-cannabis-medizin.de

Apotheke Cannabispatienten erwerben ihre Hanfblüten gegen Rezept oder auf eigene Rechnung in der Apotheke. Allerdings gehören Medizinalcannabis-Sorten noch nicht zum Standardangebot der meisten Apotheken, sondern müssen meist bestellt werden. Die Apotheken bestimmern selbst, was für einen Aufschlag sie für das importierte Medizinalmarihuana erheben. So können Cannabisblüten für Privatzahler sehr teuer werden – mit Preisen bis weit über 20 Euro pro Gramm.

BfArM Abkürzung für das deutsche Bundesinstitut für Arzneimittel und Medizinprodukte in Bonn. Zum Profil dieser obersten deutschen Gesundheitsbehörde gibt deren Webseite Auskunft: »Das Bundesinstitut für Arzneimittel und Medizinprodukte (BfArM) ist eine selbständige Bundesoberbehörde im Geschäftsbereich des Bundesministeriums für Gesundheit. Im BfArM arbeiten rund 1100 Mitarbeiterinnen und Mitarbeiter – darunter Ärzte, Apotheker, Chemiker, Biologen, Juristen, Ingenieure, technische Assistenten und Verwaltungsmitarbeiter – an der Zulassung, der Verbesserung der Sicherheit von Arzneimitteln, der Risikoerfassung und -bewertung von Medizinprodukten und der Überwachung des Betäubungsmittel- und Grundstoffverkehrs. Oberstes Ziel aller Maßnahmen ist die Erhöhung der Arzneimittel- und damit der Patientensicherheit. Auf diese Weise leistet das BfArM einen wichtigen Beitrag zur Abwehr von Gesundheitsgefahren für die Bürgerinnen und Bürger«.

www.bfarm.de

Blüten Cannabis-Blüten, auch Marihuana genannt, dürfen seit März 2017 in Deutschland von Ärzten verschrieben werden. Die Sorten, die derzeit in Apotheken erhältlich sind, kommen aus den Niederlanden (Bedrocan) und aus Kanada.

BtMG Abkürzung für das deutsche Betäubungsmittelgesetz von 1981 (ehemals Opiumgesetz von 1930). Das BtMG ist ein Bundesgesetz und reglementiert alle prohibitionistischen Verbote und Vorschriften rund um berauschende Stoffe. Psychoaktive Substanzen werden in drei verschiedenen Anlagen erfasst und entsprechend kategorisiert: Anlage I (nicht verkehrsfähige Betäubungsmittel), Anlage II (verkehrsfähige, aber nicht verschreibungsfähige Betäubungsmittel) und Anlage III (verkehrsfähige und verschreibungsfähige Betäubungsmittel). In Österreich heißt die Entsprechung Suchtmittelgesetz (SMG), in der Schweiz wie in Deutschland Betäubungsmittelgesetz (hier aber abgekürzt BetmG).

BtMG online: www.gesetze-im-internet.de/btmg_1981/BJNR106810981.html

Bundesopiumstelle Abkürzung BOPST. Behörde innerhalb des deutschen BfArM, die sich um betäubungsmittelrechtliche Verwaltungsakte und Angelegenheiten kümmert. Die Bundesopiumstelle ist laut deren Website »1952 aus der nach dem internationalen Opiumabkommen von 1912 eingerichteten Opiumabteilung hervorgegangen«.

CAM Die Initiative »Cannabis als Medizin« setzt sich in Österreich für die Belange von Cannabispatienten ein. www.cannabismedizin.at

Cannabissaft Manche Patienten in den USA stellen sich aus rohem Cannabiskraut einen Saft her

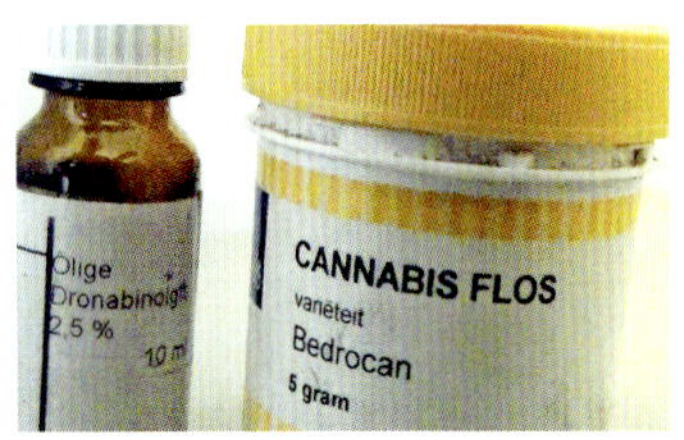

Dronabinol, Bedrocan

oder essen die Pflanze frisch. Dieser Saft und die frische Pflanze enthalten THC-Säure und nur Spuren des psychoaktiven THC. Auch Cannabidiol (CBD) liegt in der frischen Pflanze vor allem in seiner Säureform vor.

Dispensary Bezeichnung für US-amerikanische Cannabis-Apotheken bzw. Abgabestellen von Medical Marihuana, also von Medizinalcannabis.

Dronabinol Internationaler Freiname für THC und pharmazeutisches THC-Präparat, das von der Apotheke als ölige oder alkoholische Lösung angemischt und an Patienten mit entsprechendem Rezept abgegeben wird. Dronabinol ist in Deutschland, Österreich und ausnahmsweise auch in der Schweiz verschreibungsfähig, jedoch lehnen die meisten Krankenversicherer in Deutschland die Kostenübernahme ab, während das Medikament in Österreich meist bezahlt wird.

Edibles Englischer Begriff für essbare Cannabisprodukte. Einige Cannabispatienten möchten ihre Medizin weder rauchen noch vaporisieren. Für sie bietet es sich an, Cannabis zu essen oder zu trinken. In den USA bzw. in den Bundesstaaten, in denen Cannabis bereits legalisiert wurde, gibt es in den Dispensaries eine reichhaltige Auswahl aller möglichen cannabishaltigen Produkte, zum Beispiel Eis, Lutscher, Kekse, Kuchen, Bonbons, Limonaden, Säfte und vieles mehr.

Führerschein Cannabispatienten sind nicht vor dem Verlust des Führerscheins gefeit. Auch Patienten, die nachweislich regelmäßig Hanfprodukte zu sich nehmen, können von der Führerscheinstelle dazu verdonnert werden, die Fahrerlaubnis abzugeben bzw. sich einer »Medizinisch-Psychologischen Untersuchung« (der berüchtigten MPU) und anderen Kontrollmaßnahmen zu unterziehen. Fakt ist, dass auch Patienten nicht im berauschten Zustand am Straßenverkehr teilnehmen dürfen – dasselbe gilt für die Einnahme von anderen berauschenden Medikamenten. Ein Schreiben der Bundesanstalt für Straßenwesen zur Fahreignung von Cannabispatienten findet sich auf der Internetseite der IACM:

www.cannabis-med.org/german/fuehrerschein_bast_2014

Hanfsamen Die Samen der Cannabispflanzen enthalten unter anderem wertvolle lignanreiche Öle, Proteine, diverse Alkaloide sowie ein Enzym und sind im Rahmen einer gesunden Ernährung hilfreich. Kalt gepresstes Hanfsamenöl enthält bis zu 90 Prozent ungesättigte Fettsäuren (Linolsäure, Alpha-Linolensäure, Omega-3-Fettsäure u. a.), die für die menschliche Ernährung von Bedeutung sind. Im Öl aus Hanfsamen kann THC in geringen Spuren nachgewiesen werden. Hanfsamen wurden früher in der westlichen Schulmedizin verwendet.

Homegrowing Erst ein einziger Patient in Deutschland konnte bisher vor Gericht erstreiten, dass er sein Medizinalcannabis zuhause anbauen darf. Anfang April 2016 hatte ein 52-jähriger Multiple-Sklerose-Patient vor dem Bundesverwaltungsgericht Leipzig in dieser Angelegenheit gewonnen.

Homöopathie Cannabis wurde (bzw. wird bis heute, jedoch im Untergrund) auch in der Homöopathie eingesetzt. Beispielsweise zur Behandlung eines Delirium tremens oder einer Gonorrhoe (Tripper, Samenfluss). Der Schweizer Apotheker Manfred Fankhauser schreibt in seinem Buch »Haschisch als Medikament«: »Dass Cannabis in der Homöopathie (...) rege und bei verschiedensten Leiden mit Erfolg angewendet wurde, beweist eine Zusammenstellung im »Universal-Lexikon der practischen Medicin und Chirurgie« aus dem Jahre 1835; hauptsächlich verwendet wurde Cannabis sativa bei Herzentzündungen, Brustfell- und Lungenentzündungen, Nierenentzündungen, chronischen Augenentzündungen, Katarakt, Bronchialkatarrh und akutem Tripper«.

IACM Abkürzung der Internationalen Arbeitsgemeinschaft Cannabis als Medizin / International Association for Cannabis as Medicine. www.cannabis-med.org

Kanada Kanada hat sich als Vorreiterland in Sachen Cannabismedizin etabliert. Seit einiger Zeit sind für deutsche Cannabispatienten viele verschiedene Sorten kanadischen Medizinalmarihuanas von diversen Unternehmen auf Bestellung in der Apotheke verfügbar. Infos zu den Sorten gibt es hier: www.leafly.de/cannabissorten-in-apotheken

Krankenkassen Cannabispatienten können bei ihrer Krankenkasse die Kostenübernahme für ihre Medikation beantragen. In vielen Fällen weigern sich die Versicherer aber, Hanfmedizin zu erstatten, viele Cannabispatienten müssen also privat für ihre Medikamente aufkommen. Wer sich das nicht gefallen lassen will, kann vor dem Sozialgericht Klage erheben.

Marinol Pharmazeutisches THC-Präparat in Kapselform aus den USA. Darf von deutschen Apotheken eingeführt werden. Siehe auch Dronabinol.

Multiple Sklerose Einzige Erkrankung, für die in Deutschland ein Cannabismedikament, nämlich Sativex, offiziell zugelassen ist. Nur bei Multipler Sklerose bezahlt die Krankenkasse die Therapie mit dem Cannabisextrakt.

Nabilon Nabilon ist ein vollsynthetisches THC-Derivat (Handelsnamen in USA und Großbritannien Cesamet und in Österreich Canemes) und kann per BtM-Rezept verschrieben werden. Nabilon ist allerdings das teuerste aller Cannabinoidmedikamente, weshalb es nur sehr selten verwendet wird.

Recht Cannabismedizin ist in Deutschland, Österreich und der Schweiz verfügbar und unter bestimmten Bedingungen, je nach gewünschter Medikation, für Patienten erhältlich. In Deutschland darf seit 1983 Nabilon, seit 1998 Dronabinol und seit 2011 Sativex verschrieben werden. Von 2007 bis 2017 konnten Patienten eine Ausnahmegenehmigung bei der Bundesopiumstelle beantragen. Seit März 2017 kann Cannabis in Deutschland von jedem Arzt verschrieben werden. In Österreich sind nur Dronabinol und Sativex erhältlich. In der Schweiz sind Therapien mit Dronabinol und anderen Cannabispräparaten nur mit Sonderbewilligung möglich, jedoch sind CBD-reiche Hanfsorten mit THC-Werten unter 1 Prozent legal und seit einiger Zeit sogar in Supermärkten erhältlich.

Rezept Cannabismedikamente sind seit März 2017 in Deutschland von jedem Arzt auf einem Betäubungsmittelrezept (BtM-Rezept) verschreibbar. Die Krankenkassen übernehmen in manchen Fällen die Kosten für die Therapie; zuvor muss der Patient jedoch einen Antrag bei der Kasse stellen. Im Falle einer Absage kann ein Patient seine Medizin aber selbst finanzieren, was jedoch sehr teuer ist.

Sativex (Nabiximols) Pharmazeutisch-medizinisches Spray, das aus einem alkoholischen Extrakt der Hanfpflanze besteht und ein recht ausgewogenes THC-zu-CBD-Verhältnis aufweist. In Deutschland und Österreich zugelassen als Medikation bei Multipler Sklerose. Wird von den Krankenkassen übernommen.

SCM Selbsthilfenetzwerk Cannabis als Medizin. Aus der ACM (siehe dort) hervorgegangene Patienten-Initiative.

www.selbsthilfenetzwerk-cannabis-medizin.de

Sozialgericht Vor dem Sozialgericht können Patienten, die mit der Krankenkasse wegen der Kostenübernahme ihrer Medizin

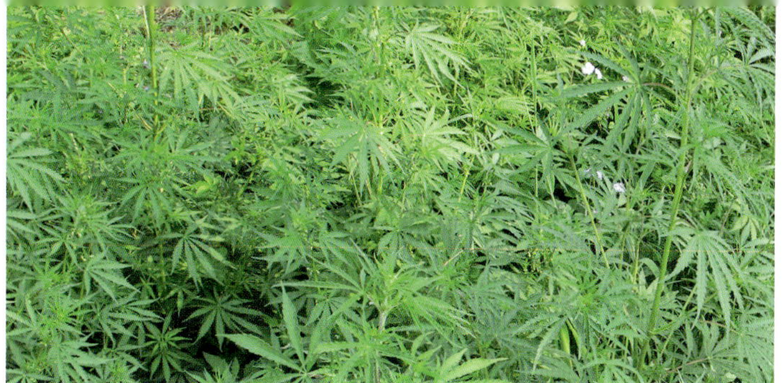

Wildwachsender Hanf in Nepal

Probleme haben, Klage einreichen und das Gericht damit beauftragen, sich des Falls anzunehmen. Der Vorteil des Sozialgerichts ist, dass auf den Patienten keine Prozesskosten zukommen, dass er keinen Anwalt benötigt und dass es in aller Regel keine örtliche Verhandlung gibt, sondern lediglich einen Briefwechsel. Infos zur Klage vor dem Sozialgericht gibt es hier:
besserlebenmitcannabis.de/wissenswertes-zum-thema-klage-gegen-die-krankenkasse-vor-dem-sozialgericht/

STCM Die Schweizer Arbeitsgruppe für Cannabinoide in der Medizin ist eine Partnerorganisation der IACM. www.stcm.ch

Terpene Neben den Cannabinoiden sind die Terpene (ätherische Öle) eine wichtige Stoffgruppe der Cannabispflanzen. Sie sind nicht nur maßgeblich für den Geruch des Cannabis verantwortlich, sondern verfügen darüber hinaus über zahlreiche pharmakologische Effekte, die auch medizinisch von Nutzen sein können. Verschiedene psychoaktive Effekte und auch die Unterschiede zwischen Indica- und Sativasorten sind zu einem großen Teil abhängig von der Zusammensetzung der Cannabinoide und Terpene und deren jeweiliger Konzentration in der Pflanze. So liegen die dämpfenden Wirkstoffkombinationen mit zum Beispiel höherem Anteil des Terpens Terpineol zumeist eher in Indica-Sorten vor. Weitere wichtige Terpene in Cannabis (die auch in zahlreichen anderen Pflanzen vorkommen) sind u.a. Borneol, Camphen, Caryophyllen (Humulen), Cineol, Limonen, Linalool, Myrcen, Ocimen, Phellandren, Pinen und Sabinen.

Vaporizer Mobile oder stationäre Geräte, mit denen Kräuter und Harze solange erhitzt werden, bis deren Inhaltsstoffe sich in Form von Vapor (Dampf) lösen. Im Gegensatz zum Rauchen wird das verwendete Material beim Vaporisieren nicht verbrannt, es entstehen also keine Verbrennungsrückstände. Manche Vaporizer werden bestimmten Cannabispatienten auf Antrag von den Krankenkassen erstattet. Eines der Standardgeräte, die häufig zur medizinischen Verwendung herangezogen werden, ist der Aromed-Vaporizer – ein Gerät der ersten Stunde.

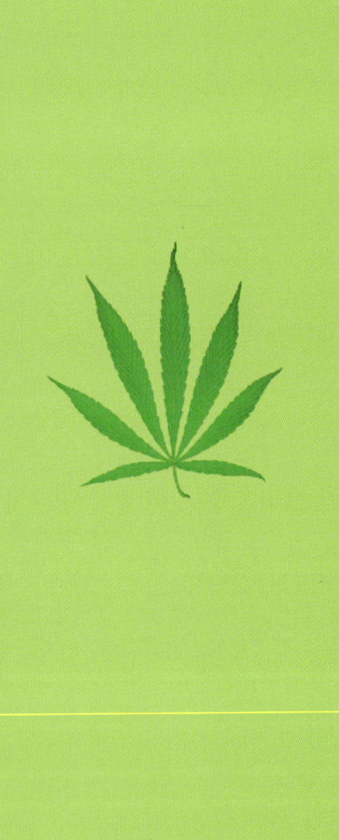

Literatur

Die verfügbare Literatur rund um Cannabis, Cannabiskultur, Cannabismedizin und alle anderen angrenzenden Gebiete wird immer unüberschaubarer und ist derart umfangreich, dass es geradezu unmöglich wäre, eine vollständige Bibliographie zum Thema zusammenzutragen. Die nachfolgende Literaturliste versteht sich aus diesem Grund als schmale Auswahl, deren genannte Werke aber Ankerpunkt zur weiterführenden Recherche darstellen, denn so gut wie alle Bücher und Artikel der nachfolgenden Liste verfügen über eigenständige Literatur- und Quellenverzeichnisse.

Allen, Timothy F. (1975), *The Encyclopedia of Pure Materia Medica,* New York: Boericke und Tafel

Allentruck, S. (1944), Medical aspects. In: Cattel, J. (Hrsg.): The Marijuana Problem in the City of New York. New York: Ronald Press

Anderson, L.C. (1980), Leaf Variation among Cannabis Species from a Controlled Garden, Botanical Museum Leaflets 28(1): 61-69.

Anonymus (2000), Das Rausch-Kochbuch, Solothurn: Nachtschatten Verlag

Becker, Hans (2001), Moose und ihre biologisch aktiven Naturstoffe, Zeitschrift für Phytotherapie 22: 152-158.

Behr, Hans Georg (1974), Das Haschisch-Kochbuch, Darmstadt: Joseph Melzer Verlag

Behr, Hans Georg (1982), Von Hanf ist die Rede – Kultur und Politik einer Droge, Basel: Sphinx

Benjamin, Walter (2000), Über Haschisch, Frankfurt/M.: Suhrkamp

Berger, Markus (2003), Eine wenig bekannte Hanf-Spezies: Cannabis ruderalis JANISCHEWSKY, Hanfblatt 05/03: 22-25.

Berger, Markus (2017), Psychoaktive Drogen, Solothurn: Nachtschatten Verlag

Bröckers, Mathias und Jack Herer (1996), Die Wiederentdeckung der Nutzpflanze Hanf, Frankfurt/M.: Zweitausendeins, Neuauflage im Nachtschatten Verlag

Bröckers, Mathias (2014), Keine Angst vor Hanf, Frankfurt/M.: Westend-Verlag

Buchmann, Werner (1983), Hahnemanns Reine Arzneimittellehre, Heidelberg: Haug Verlag

Buck, Ralf (1998), Das Hanfbackbuch. Von Meisterhand gebacken, Verlag Die Werkstatt

Cervantes, Jorge (2003), Marihuana Drinnen: Alles über den Anbau im Haus, Solothurn: Nachtschatten Verlag

Cervantes, Jorge (2011), Marihuana-Anbaugrundlagen, Vancouver: Van Patten / Solothurn: Nachtschatten Verlag

Clarke, Robert C. (1995), Skythian Cannabis Verification Project, Journal of the International Hemp Association 2(2): 194.

Clarke, Robert Connell (1997), Hanf – Botanik, Anbau, Vermehrung und Züchtung, Aarau: AT Verlag

Cullmann, F. und Becker, H. (1999), Prenylated Bibenzyls from the Liverwort Radulalaxiramea, Zeitschrift für Naturforschung Vol. 54C(3/4): 147-150.

Emboden, W.A. (1974a), Cannabis – A Polytypic Genus, Economic Botany 28: 304-310.

Emboden, W.A. (1974b), Species Concepts and Plant Nomenclature, California Attorneys for Criminal Justice Forum Nr. 5 Aug./Sept. 74: 2-4.

Emboden, W.A. (1981), The Genus Cannabis and the Correct Use of Taxonomic Categories, Journal of Psychoactive Drugs 13(1): 15-21.

Fankhauser, Manfred (2003), Haschisch als Medikament – Zur Bedeutung von Cannabis sativa in der westlichen Medizin, Schweizerische Gesellschaft für Geschichte der Pharmazie

Flegel, M.; Adam, K. P.; Becker, H. (1999), Sesquiterpene lactones and bisbibenzyl derivatives from the neotropicalliverwort Frullania convoluta, Phytochemistry 52: 1633-1638.

Fujita, M., Shimomura, H., Kuriyama, E. und Shigehiro, M. (1967), Studies on Cannabis, II. Examination of the Narcotic and its Related Components im Hemps, Crude Drugs and Plant Organs by Gas-Liquid Chromatography and Thinlayer Chromatography, Tokyo College of Pharmacy 17: 99.

Gaskin, Stephen (1998), Cannabis-Spiritualität, Solothurn: Nachtschatten Verlag 1998

Gautier, Theophile (2015), Der Haschischklub. Phantastische Erzählungen, Berlin: Ripperger & Kremers

Gebhardt, Katrin (2016), Backen mit Hanf. Berauschend gut, Solothurn: Nachtschatten Verlag

Gottlieb, Adam (o.J.), Kochen mit Cannabis, Markt Erlbach: Raymond Martin Verlag

Grinspoon, Lester und James B. Bakalar (1994), Marihuana – Die verbotene Medizin. Frankfurt/M.: Zweitausendeins

Grotenhermen, F. (Hrsg.) (2004), Cannabis und Cannabinoide. Pharmakologie, Toxikologie und therapeutisches Potential. Göttingen: Hans Huber

Grotenhermen, F. (2006), Cannabidiol reduziert die Entwicklung von Diabetes in einer tierexperimentellen Studie, www.cannabis-med.org

Grotenhermen, F. (2013), Verwendung von Cannabis reduziert Diabetes-Risiko, Hanf Journal Februar

Grotenhermen, Franjo (2015), Hanf als Medizin, Solothurn: Nachtschatten Verlag

Grotenhermen, Franjo, Berger, Markus und Kathrin Gebhardt (2015), Cannabidiol CBD, Solothurn: Nachtschatten Verlag

Grotenhermen, Franjo (2017), CBD – Ein Cannabinoid mit Potenzial, Solothurn: Nachtschatten Verlag

Grotenhermen, Franjo (2019), Die Behandlung mit Cannabis, Solothurn: Nachtschatten Verlag (Neuausgabe)

Haller, Andi (1996), Die kleine Hanffibel, Markt Erlbach: Raymond Martin Verlag

Haller, Andi (1996), Hausgemachtes Haschisch und andere Methoden zur Cannabis-Verarbeitung

Markt Erlbach: Raymond Martin Verlag

Haller, Andi (1996), Wein und Likör selbst gemacht, Markt Erlbach: Raymond Martin Verlag

Hansel, Jürgen (1998), Ephedra und die Zauberpflanzen (Originalia Homoeopathica), Greifenberg: Hahnemann Institut

Hauswirth, Mischa (2015), Der Cannabis-Irrsinn, Solothurn: Nachtschatten Verlag

Hiener, Ralf, Mack, Bettina, Schilo, Matthias, Wirner, Stefan (1998), Hanf – Das Kochbuch, Weil: Walter Hädecke Verlag

High, How (2004), Das Kiffer-Lexikon, Solothurn: Nachtschatten Verlag

Huneck, S., Connolly, J. D., Rycroft, D. S., Woods, N. (1988), Pakyonol, a macrocyclic bisbibenzyl diether from theliverwort Mannia fragrans, J. Chem. Research (S): 78-79.

Huneck, S., Connolly, J. D., Freer, A. A., Rycroft, D. S. (1988), Grimaldone, a tricyclic sesquiterpenoid from Manniafragrans. Crystal structure analysis, Phytochemistry 27: 1405-1407.

Iden, Karin (1999), Das Hanf-Kochbuch, München: Heyne

Jettmar, Karl (1981), Skythen und Haschisch, in: Völger, Gisela (Hg.), Rausch und Realität, Band 1: 310-313, Köln: Rautenstrauch-Joest-Museum

Lizermann, Lark-Lajon (2010), Der Cannabis-Anbau, Solothurn: Nachtschatten Verlag

Ludlow, Fitz Hugh (2007), Der Haschisch-Esser, München: Hugendubel Verlag

Manniche, Lise (1989), An Ancient Egyptian Herbal, London: British Museum

McKenna, Terence (1992), Speisen der Götter, Löhrbach: Werner Pieper and The Grüne Kraft

MoD, Mike (2013), Enzyklopädie der Cannabiszucht, Solothurn: Nachtschatten Verlag

Moscher, Richie (2000), Das Hanfbuch, München: Goldmann

Müller, Andreas (2015), Kiffen und Kriminalität, Freiburg: Herder

O. A. (1953), Ergänzungsbuch zum Deutschen Arzneibuch, Stuttgart: Deutscher Apotheker-Verlag

Oiso,Yasushi, Toyota, Masao, Asakawa, Yoshinori (1999), Occurrenceof a Bis-bibenzyl Derivative in the Japanese Fern Hymenophyllum barbatum: First Isolation and Identification of Perrottetin H from the Pteridophytes, Chem. Pharm. Bull. 47(2): 297-298.

Oiso,Yasushi, Toyota, Masao, Asakawa, Yoshinori (2001), Hymenosides A-F, Six New Hemiterpene Glucosides from the Japanese Fern Hymenophyllum barbatum, Chem. Pharm. Bull. 49(1): 126-128.

Pertwee, Roger G. (2014), Handbook of Cannabis, Oxford University Press

Plasse, T. F., Gortner, R. W., Krasnow, S. H., Lane, M., Shepard, K. V., Wadleigh, R. G. (1991), Recent clinical experience with dronabinol. Plarmacol. Biochem. Behav. 40: 695-700.

Pütz, Theo (2013), Cannabis und Führerschein, Solothurn: Nachtschatten Verlag

Rätsch, Christian (1996), Räucherstoffe. Der Atem des Drachen, Aarau: AT Verlag

Rätsch, Christian (2003), Schamanenpflanze Tabak Band 2, Solothurn: NachtschattenVerlag

Rätsch, Christian (2016), Hanf als Heilmittel, Solothurn: Nachtschatten Verlag (Neuauflage)

Rätsch, Christian (2018), Enzyklopädie der psychoaktiven Pflanzen, 14. überarbeitete und aktualisierte Auflage, Aarau: AT Verlag

Rampold, Veronika (2001), Anhalonium Lewinii und Meskalin – Monographie eines Halluzinogens aus homöopathischer Sicht, Ruppichteroth: Similium Verlag

Rippchen, Ronald und Hainer Hai (1994), Das Hanf-Handbuch, Löhrbach: Werner Piepers MedienXperimente

Rippchen, Ronald (1995), Die Hanf-Küche, Löhrbach: Werner Pieper & The Grüne Kraft

Rosenthal, Ed (2012), Marijuana Growers Handbuch, Solothurn: Nachtschatten Verlag

Russo, E., Grotenhermen, F. (Hrsg.) (2006), The Handbook of Cannabis Therapeutics: From Bench to Bedside. Binghamton/New York: Haworth Press

Scher, J. M., Burgess, E. J., Lorimer, S. D., Perry, N. B. (2002), A cytotoxic sesquiterpene and unprecedented sesquiterpene-bisbibenzyl compounds from the liverwort Schistochila glaucescens, Tetrahedron 58: 7875-7882.

Schultes, Richard E., Klein, W.M., Plowman, T. und Lockwood, T.E. (1974), Cannabis: An Example of Taxonomic Neglect, Botanical Museum Leaflets 23(9): 337-364.

Schultes, Richard E. und Hofmann, Albert (1998), Pflanzen der Götter, Aarau: AT Verlag

Small, E. und Cronquist, A. (1976), A Practical and Natural Taxonomy for Cannabis, Taxon 25(4): 405-435.

Small, E. (1978), A Numerical and Nomenclatural Analysis of Morpheogeographic Taxa of Humulus, Systematic Botany 3(1): 37-76.

So, M. L., Chan, W. H., Xia, P. F., Cui, Y. (2002), Two new cyclic bis(bibenzyl)s, isoriccardinquinone A and B from the liverwort Marchantia paleacea, Nat. Prod. Lett. 16(3): 167-71.

Stauffer, Karl (2002), Klinische Homöopathische Arzneimittellehre, Stuttgart: Johannes Sonntag Verlagsbuchhandlung (Neuauflage)

Stearn, William T. (1974), Typification of Cannabis sativa L., Botanical Museum Leaflets 23(9): 325-336.

Texier, William (2013), Hydroponik leicht gemacht, Paris: Edition Mama

Thompson, R. Campbell (1949), A Dictionary of Assyrian Botany, London: British Academy

Tomaso, di E., Beltramo, M., Piomelli, D. (1996), Brain cannabinoids in chocolate, Nature 383

Touw, Mia (1981), The Religious and Medicinal Uses of Cannabis in China, India, and Tibet, Journal of Psychoactive Drugs 13(1): 23-34.

Trachsel, Daniel (2011), Psychedelische Chemie, Solothurn: Nachtschatten Verlag

Treben, Maria (2017), Gesundheit aus der Apotheke Gottes (Neuauflage), Ennsthaler Verlag

Weiss, L., Zeira, M., Reich, S., Har-Noy, M., Mechoulam, R., Slavin, S., Gallily, R. (2006), Cannabidiol lowers incidence of diabetes in non-obese diabetic mice. Autoimmunity 39(2): 143-51.

Wilson, Robert Anton (1979), Cosmic Trigger, Basel: Sphinx Verlag

Yoshida, Tatsuhiko, Hashimoto, Toshihiro, Takaoka, Shigeru, Kan, Yukiko, Tori, Motoo, Asakawa, Yoshinori et al. (1996), Phenolic Constituents of the Liverwort: Four Novel Cyclic Bisbibenzyl Dimers from Blasia pusilla L., Tetrahedron 52(46): 14487-14500.

Zhukovskii, M.P. (1964), Cultivated Plants and Their Wild Relatives, Sankt Petersburg: Kolos

Zimmer, Lynn, Morgan, John P., Bröckers, Mathias (2004), Cannabis-Mythen Cannabis-Fakten, Solothurn: Nachtschatten Verlag

Dank

Dank geht an meine Frau Jutta Berger, den Nachtschatten Verlag und meinen Freund und Verleger Roger Liggenstorfer, Nina Seiler für das wunderbare Layout dieses Büchleins sowie an Sven Sannwald, Lukas Emmenegger, Michaela Renggli und Barbara Blankart.

Daneben bedanke ich mich bei meinen Freunden und Kollegen, die mich immer wieder mit wertvollen Tipps, Materialien und aufmunternden Worten bedenken: Christian Rätsch und Claudia Müller-Ebeling, Giorgio Samorini und Adriana D'Arienzo, Torsten Passie, Jochen Gartz, Nana Nauwald und Bruno Martin, Wolfgang und Katja Bauer, Wolf-Dieter Storl, Peter Gasser, Mathias Bröckers, Arno Adelaars, Hans Cousto, Franjo Grotenhermen, Michael Schlichting, Stefan Trebes, Lucius Werthmüller, Michael Knodt, Wolf Schneider, Achim Zubke und Susanne G. Seiler.

Für ihre unglaublichen Inspirationen und für ihre Werke, die mich antreiben und mir zeigen, wie wichtig unsere Arbeit ist, danke ich Albert Hofmann (in memoriam), Sergius Golowin (in memoriam), Sasha Shulgin (in memoriam), Ralph Metzner (in memoriam), Nick Sand (in memoriam), Brigitte und Stanislav Grof, Rick Strassman und Jonathan Ott.

Ich danke allen Herausgebern und Redakteuren der diversen Hanfmagazine für ihre wichtige Arbeit und für die Möglichkeit, meine Artikel in ihren Periodika zu veröffentlichen. Meine Aufsätze und Essays erscheinen seit 2002 in folgenden Zeitschriften, denen ich zu Dank verpflichtet bin: im *grow! Marijuana Magazin,* dem *Hanfblatt,* dem *Hanf Journal,* der *THCene,* der *Hemp Five* und *Hempedelic* sowie dem Magazin *In.Fused* in Deutschland, den Magazinen *Legalize it, Swiss Hemp Times* und dem *Hanf Magazin* in der Schweiz, der *Cáñamo* und der *Grass Times* in Spanien, *Soft Secrets* in den Niederlanden, *Konoptikum* in Tschechien, *Spliff Gazeta Konopa* in Polen, *Medijuana* in der Slowakei und *CK Cannabis Kultusz* in Ungarn.

Neben diesen Cannabis-Periodika haben auch psychedelische Zeitschriften meine Arbeiten abgedruckt, unter anderem *Entheogene Blätter* (D), *The Entheogen Review* (USA), *Salvia divinorum Magazine* (USA), *Gaia Media News* (CH), *Drugstore Magazin* (D), *Junkfurter Ballergazette* (D), *Magische Blätter* (D) sowie zahlreiche weitere Fachmagazine für Ethnobotanik und Pflanzenkunde. Euch allen ein großes Dankeschön!

Dank und Gruß außerdem an Alexander Ochse, Steve Stoned, Simon D. Brandt, Stefan Haag, Andi Haller und alle, die ich vergessen habe!

Über den Autor

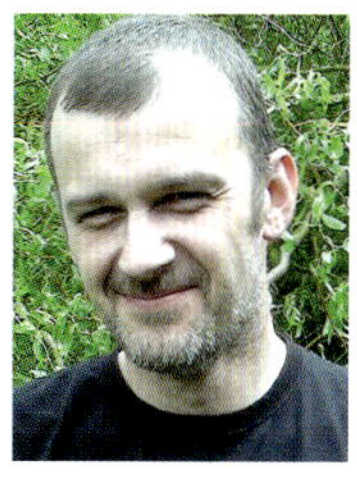

Markus Berger, geboren 1974 in Kassel, ist Ethnobotaniker und Drogenforscher, Autor von mehr als 30 Büchern und über 2000 Fachartikeln zur Drogenforschung und Ethnobotanik, die in aller Welt erschienen sind. Markus Berger ist selbst Cannabispatient und hatte von 2014 an eine Ausnahmegenehmigung der deutschen Bundesopiumstelle zur Verwendung von medizinischen Cannabisblüten. Berger ist außerdem Chefredakteur des Magazins Lucy's Rausch, Co-Verleger des Nachtschatten Verlags, Veranstalter von Kongressen und Veranstaltungen zur psychoaktiven Kultur und Macher der rauschkundlichen Youtubeformate DEA und Nachtschatten Television.

Weitere Publikationen des Autors im Nachtschatten Verlag

Microdosing – Niedrig dosierte Psychoaktiva im Alltag • Psychoaktive Drogen – Substanzkunde für mündige Menschen • Kaffee – Ein psychoaktives Genussmittel • DMT (Lizenzausgabe des AT Verlags) • Changa – Die rauchbare Evolution des Ayahuasca • Cannabidiol CBD (mit Franjo Grotenhermen und Kathrin Gebhardt) • Alles über psychoaktive Kakteen • Stechapfel und Engelstrompete – ein halluzinogenes Schwesterpaar • Handbuch für den Drogennotfall • Die Tollkirsche (mit Oliver Hotz) • Kleines Lexikon der Nachtschattengewächse • Psychedelische Tomaten (mit Roger Liggenstorfer und Christian Rätsch) • 30 Jahre Nachtschatten Verlag – Doppel-DVD-Album (mit Roger Liggenstorfer)

Bildquellen

8: Maxpixel • 11, 12 Dreamstime • 18: Pixnio • 21: Dreamstime • 24 Dewarup Gangaly • 28 Unsplash • 40 Dreamstime • 41 Tzahy / Wikimedia • 43 Dreamstime • 50 kaimaibush.co.nz • 51 Public Domain • 57 Steven Schwartz / Flickr • 63 Pixabay • 64 Dreamstime • 65 Pixabay • 66 ZVG • 69 Hilla Höcker, Hamburg; Cannabis Training University • 71 Dreamstime • 73 Pexels • 76 PD • 77 iStock • 78 Andres Rodriguez / Flickr • 79: imgur • 80 Pexels • 81 Andres Rodriguez / Flickr • 82 Erik Henderson • 84: ZVG • 89 Fotolia • 91: ZVG • 92: iStock • 96: unsplash • 98,99: ZVG • 100: Unsplash / Dreamstime, Montage NS • 109 links: ÖNB • 109 rechts: ZVG • 112: Pixabay• 120 ZVG • 134: Pixabay • 139: Alexander Ochse • Alle übrigen Bilder: Archiv Markus Berger, Archiv Nachtschatten Verlag oder Public Domain

grow!
magazin
since 1995
Die dienstälteste
Cannabis-Zeitschrift!
grow!
magazin
Thailand
Spitzen-Koch Xavi Petit
Cannabis-Wurzeln als Medizin
Richtiger Umgang mit Luftfeuchtigkeit
Seltene
Cannabis-Sorten
Alle 2 Monate "erntefrisch" im Handel
& täglich im Internet auf
www.grow.de
free the weed & let it grow!
follow us on:

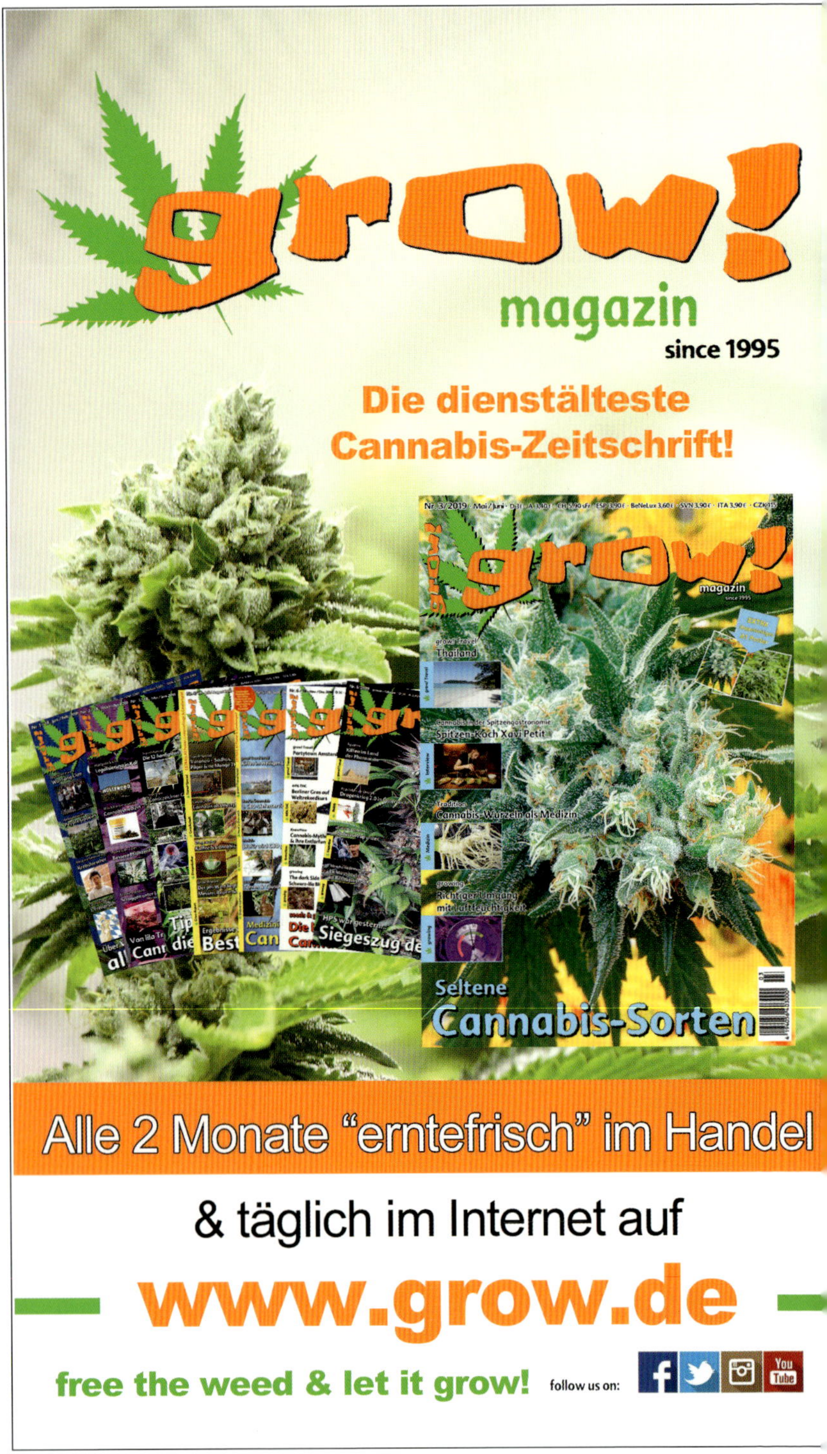

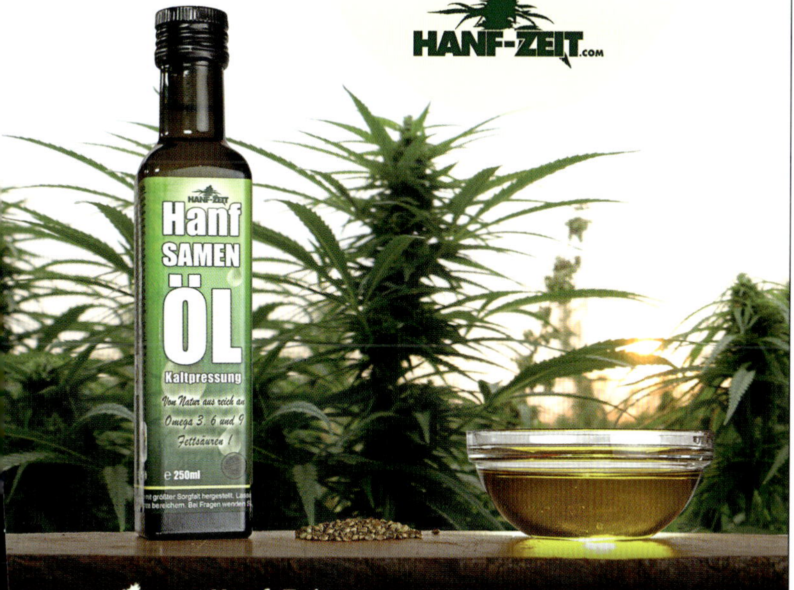